JN193383

皮膚科専門医が教える

40代からはじめる正しい「美肌」レッスン

皮膚科専門医
小林智子
Tomoko Kobayashi

彩図社

40代がエイジングのカギを握る、その理由は?

この本を敢えて「40代女子」のみなさんを対象としたのには、医学的な理由があります。それは、40代というのはスキンケアや生活習慣によって、肌の質や見た目に個人差が大きく反映されてしまう世代だからです。

たとえば、肌の弾力を左右するコラーゲン線維の量は、40代では20代の約半分にまで減ると言われています。そしてコラーゲンは、様々な原因によってダメージを受けますが、ダメージレベルによって量や質に大きな影響が出ます。

そのため、それらのダメージにどう対策するかでコラーゲンの減り方に大きな差が出てしまうのです。

そして、それ以上に注目すべきは、「女性ホルモン」や「糖化反応《とうか》」などの内的なダメージです。この内的なダメージに40代できちんと向き合うかどうかで肌の質が変わってくるのです。

まず女性ホルモンですが、女性ホルモンは絶頂期が30代と言われ、それから40代になると少しずつ減少傾向を示すようになります。

一般的に日本人女性の場合、平均して50歳頃に閉経を迎え、個人差はあるものの45歳頃から更年期といって身体に様々な不調が現れるようになります。いわゆる「更年期障害」ですが、この更年期障害に大きな影響を与えるのが女性ホルモンである「エストロゲン」です。

このエストロゲンの量は40歳頃から減少し、閉経が近づくと激減します。これにより、ほてりやめまい、発汗などのよく言われる更年期障害の症状が出てくるようになるのですが、エストロゲンはコラーゲンを増やしてハリやツヤを与える効果があるため、肌に関しても40代以降は刺激に対して敏感になるなどのトラブルが多くなります。

また、糖化反応といって、身体の中の余分な糖がタンパク質と結びつき、老化物質を作ってしまう現象があります。

糖化反応によって作られた「AGE《エージーイー》（Advanced Glycation End Products）」という老化物質は、コラーゲンなどのタンパク質の変性によって肌の弾力を低下させ、シワやたるみの原因になってしまいます。体内のAGEのレベル（＝AGE年齢）は、機器によって測定することが可能です。

この「AGE年齢」は、見た目の年齢に比例することが分かっています。私もクリニックで患者さんのAGEを測定したことがありますが、20代の方でAGE年齢と実際の年齢に大きな差が出る方はほとんどいらっしゃいません。ですが、40代になると10歳以上の差が出る方が実は少なくありません。

見た目年齢を左右するAGEは、40代頃から個人差が大きくなってくると言えます。

つまり、40代は、これまでは若さでごまかせていた肌のダメージが表面化し、肌格差が広がってしまう年代なのです。

そのため、40代になるとシミやシワなどが気になり、そろそろ美容皮膚科などに通ってみようかしらという気持ちになる方が増えるようです。ですがここで注意していただきたいのは、これまでご紹介した内的要因には、スキンケアだけでなく生活習慣が大きく影響を与えるということです。

生活習慣を見直さない限り、高いお金をかけて美容皮膚科に足繁く通ったとしても、せっかくの治療も意味がなくなってしまいます。

40代は、今まで以上に生活習慣を見直す絶好のタイミングなのです。


本書では、皮膚科専門医として、一女性として、私がこれまでに学び実践して検証してきたスキンケアの方法と、美肌のために重要な生活習慣についてもご紹介します。また、一般の方にはハードルが高くなりがちな美容皮膚科での治療についても最終章で触れました。

このチャンスを生かすか殺すかはあなた次第。ぜひこのチャンスをものにしましょう。

次のページに、あなたの肌の状態をチェックするフローチャートをご用意しました。どういった悩みがあるかをたどって、自分の肌タイプを知っておきましょう。

Check あなたの肌タイプは？

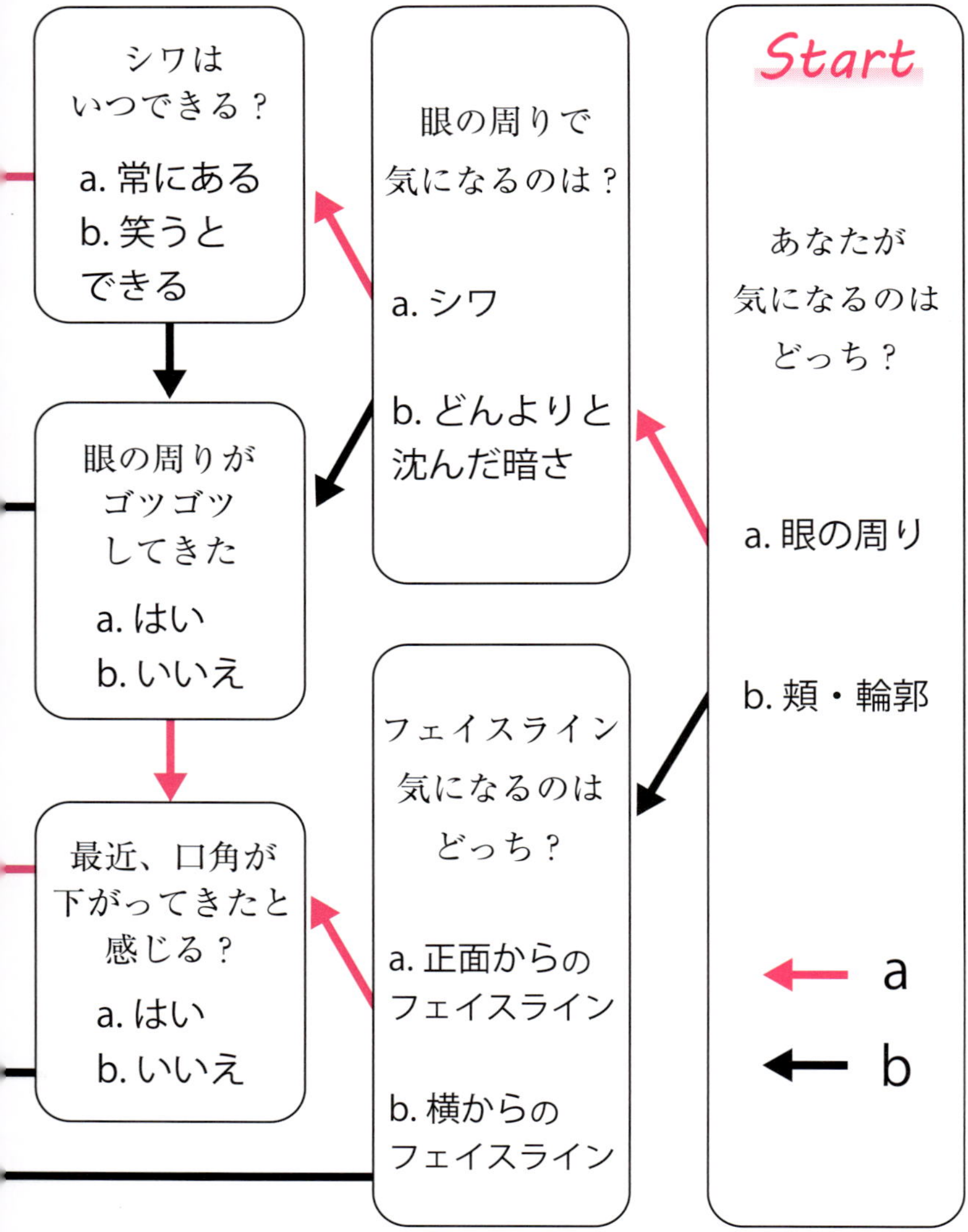

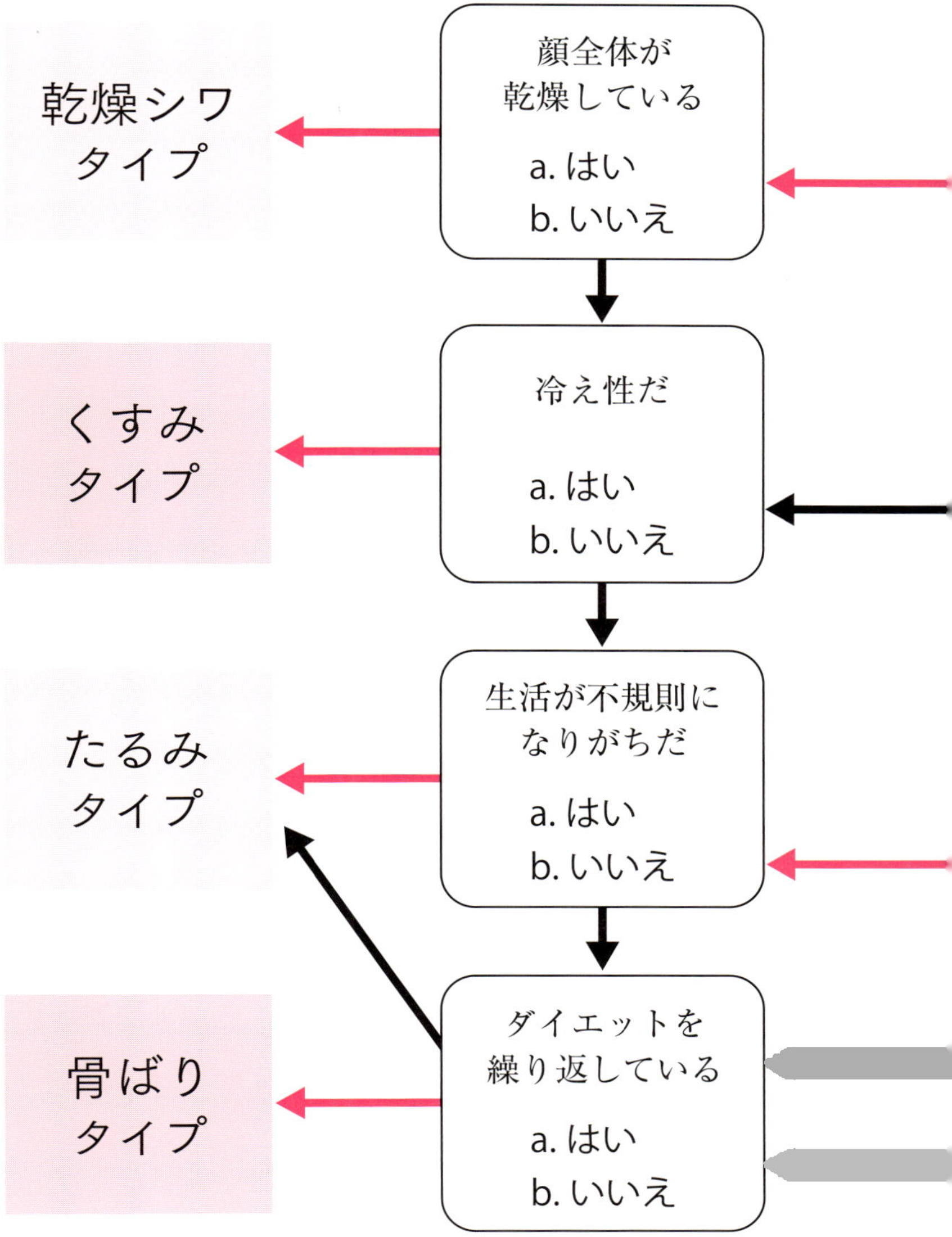

乾燥シワ
タイプ
顔全体が
乾燥している
a. はい
b. いいえ
くすみ
タイプ
冷え性だ
a. はい
b. いいえ
たるみ
タイプ
生活が不規則に
なりがちだ
a. はい
b. いいえ
骨ばり
タイプ
ダイエットを
繰り返している
a. はい
b. いいえ

皮膚科専門医が教える
40代からはじめる正しい「美肌」レッスン　目次

Lesson 2

あなたの印象を左右するスキンケア

目次

Lesson 3

「肌に差がつく」生活習慣のポイント

Lesson 4

「エイジングに良い食事」を取り入れよう

Lesson 5

知っておきたい美容医療の活用法

Lesson 0

エイジングケアを始める前に

40代はエイジングのターニングポイント

最近老けてきたな……。そう感じることはありますか？

あるアンケートでは、老けたと感じる一番の理由は「白髪を見つけたとき」だったそうです。白髪は確かに、見つけてしまうと現実を突きつけられた気分になりますよね。

それでは、白髪以外はどうでしょうか。

シミや肌のハリの低下、たるみなど年齢を感じさせる要素の多くは、白髪のようにパッと目につくものとは異なり、気が付かないうちに進行しているものがほとんどです。そして気がついたら何だか自分の顔が老けたなぁと感じることになります。

もともと美容に対して意識が高かったり、人前に立つことが多い方などでしたら自分の何が悩みで、それに対してどのようなケアが必要かが的確にわかるでしょう。

しかし、実際のところそのような人は少数で、「何となく最近老けてきたなぁ」と感じるものの普段の生活をどのように変えたらいいかわからない、どのような対策が必要かわからない、もっと言うと具体的に何が原因なのかわからない、と見た目のエイジングに対して「わからない」ことだらけという方のほうが多いと思います。

そのため、40代ともなると、アンチエイジング用の化粧品を使い始めたり、アンチエイジングに効果があると言われているサプリメントを飲み始めたりといった何かしらのケアを始められる方は少なくないのですが、皮膚科医の目から見ると無意味なケアや非効率的な対策を行っている方も少なくありません。

また、アンチエイジングの関心度は高まっており、実年齢よりも若々しく見える方が増え、専門家から一般の方まで多くの方が情報を発信していますね。

その中には確かに役立つ情報もあるでしょうが、眉唾ものの話もあふれています。

そのため、私たちは、自分自身が本当に必要な正しい情報を選び取らねばなりません。

せっかくやるのであれば、手軽に、そして効率のよいエイジングケアが誰だっていいはずです。

この本は、そんな悩める方の中でも特に「40代」の方に読んでいただきたいとの考えで執筆しました。

なぜ40代か。それはずばり、40代がエイジングの1つのターニングポイントだからです。

ご存知の通り、加齢によって私たちの見た目は少しずつ変化します。そのメカニズムが、医学の進歩によって徐々に明らかになりつつあります。一言で「見た目が老ける」と言っても、皮膚だけではなく脂肪や靭帯《じんたい》、骨などの多くの臓器が見た目の変化に関係していることが分かってきており、そのため美容皮膚科の分野でもアプローチ法が多岐にわたってきているのが現状です。

さらに、40代は早い人では閉経というビッグイベントがあり、ホルモンの変化から肌も身体も劇的に変化する年代でもあります。

他ならぬ今ここで、どう備えるかによってその後のエイジングの針の進みが大きく変わってきてしまうのです。

手遅れになってから何かするのでは、費用だけでなく身体や精神的負担も大きくなってしまいます。

もちろん、エイジングケアは早く行うに越したことはありません。

しかし、40代まで何もケアしていなかった方も、今から正しいケアを始めれば遅くありません。また、今まで行っていたケアが間違ったものであったとしても、40代はまだ「間に合う」年代なのです。

まだ間に合う「40代」だからこそ、本書を読んで、正しい知識を身につけ、美しい肌を手に入れていただけたらと思います。

若く見える肌・老けて見える肌とは

まず、本書では、「マイナス10歳」に見える肌を手に入れることを目的としたいと考えています。

なぜ、「10代、20代の肌」ではなく「マイナス10歳の肌」を目指すのか。

それは、〝若く見えること〟だけを追い求めるここ数年の風潮に関して、私自身が賛同しかねると考えているからです。少し前から、「美魔女」といった言葉がよく聞かれるようになり、40代でも20代に見える方がメディアにもよく取り上げられていますね。

私は、このような傾向をあまり好ましいとは考えていません。20代のような見た目が必ずしも一番美しいとは思えないからです。

年齢を重ねることで出る、内からにじみ出るような美しさもあります。例えば、私は女優のダイアン・クルーガーが好きなのですが、彼女はデビューの頃よりも40代の今の方がずっと魅力的だと思います。

よく、昔の自分のいいイメージに固執するあまり、必ずしも必要のない整形手術などにどんどん手を出してしまう方がいます。ひどくなると、セルフイメージのゆがみから来る「拒食症」と同じように、精神疾患として治療が必要になる場合もあるほどです。

ですから、無理にでも若く見せたいという気持ちはちょっと危険なのではないかと思っています。

「マイナス10歳」でも今よりずっときれいになれるはずです。30代の方なら20代、40代の方なら30代、50代の方なら40代の肌を目指してみませんか？

それでは、どうすればマイナス10歳の肌を手に入れることが出来るのでしょうか。それを知るために、どのような肌が老けて見え、どのような状態なら若く見えるのかを検証してみましょう。

まず、あなたの周りで誰でも構いませんので、実年齢よりも若い人、反対に老けて見える人を思い出してみましょう。有名人でも構いません。その人の何が「見た目年齢」を左右しているか、ぱっと思いつきますか。

「見た目年齢」というと、髪型や体型、服装、振る舞いなども影響を与える要因ではありますが、やはり「顔」を真っ先に思いついた人がほとんどだと思います。

ある研究では、実年齢が30代と40代の女性を対象に、あらゆる要因を取り上げ、その中のどれが特に「見た目年齢」に重要な役割を果たしているかを調べたところ、顔の形状（丸顔、縦顔など）や目などのパーツの大きさや位置などよりも肌の特性が最も大きいことが明らかになりました。

肌の特性というと、そう、40代女子の3大悩み「シミ・シワ・たるみ」のことです。さらに、40代の場合は30代よりも様々な要因がより複雑に影響していて、シミ・シワ・たるみだけでなく「色ムラ」や「柔軟性」「皮脂量」「顎《あご》のたるみ」なども「見た目年齢」に関係することが分かりました。

私は、若いときは自分が丸顔であることが気に入らないながらも、歳をとったときには老けて見えにくいのかなと思い安心していました。しかし、残念ながら丸顔だからといって一概に安心できないことになりますね。

また、私たちがある人の「見た目年齢」を判断するとき、無意識に頬の動きで判断する人が多いことも分かっています。

テレビ番組でよくタレントなどのデビュー当時の映像が出ることがありますが、確かに、老けたなぁと思う人をよく見比べると、若い頃より何となく顔全体がゴツゴツしているような印象があります。それは頬の凹凸の違いだったりします。

エイジングケアというと、「シミ・シワ・たるみ」のイメージが強いですが、実はそれだけではなく、色ムラや柔軟性などの肌そのものの状態も、あなたの印象を大きく左右するということは覚えておきましょう。

つまり、若く見える肌を手に入れるためには、シミ、シワ、たるみはもちろんのこと、それ以外に色ムラや柔軟性にも意識的に働きかけることが重要なのです。

肌年齢を測ってみよう

40代からでも肌のためにいろいろできることは分かってきたけれど、自分の肌にとって具体的に何が必要なのか分からない、という方は少なくないでしょう。そのような方におすすめの方法があります。


あなたは化粧品をどこで購入することが多いですか？　私はあまり新しい化粧品を試すことがないため、購入するときはインターネットがほとんどです。そのため、ドラッグストアやデパートなどのカウンターに行くことがまずありませんでした。

そんなある日、肌年齢を無料で測ってくれる化粧品会社の広告を偶然目にし、興味があってカウンターに足を運んでみたのです。

以前は、肌を評価するといえば表皮の水分量のみを測るようなシンプルな装置でしたが、最近ではカメラの性能が上がり、シワやたるみが評価できるようになっただけでなく、超音波装置を用いて皮膚や皮下脂肪の厚さも計測できるようになりました。

そのとき私が受けたものは、キメ、ハリ、シワ、シミ・くすみ、ツヤといった5つの項目から肌年齢を計測するもので、幸い実年齢より10歳若いという結果になりました。

このような肌年齢測定は、元々精度がそれほど高くない商業用の装置を用いていることや、化粧などのコンディションによる誤差もあるため、結果に一喜一憂する必要は正直ありません。あくまで参考程度に捉えましょう。

それよりも大事なことは、測定することによって自分のスキンケアについての意識が高まるということです。

私自身、測定する前までは同じ化粧品で満足していましたが、5つの項目のうち、ハリについては少し年齢が高めであったことから、肌のハリに効果があるレチノールをしっかり毎日塗るように変わりました。また、眼の周りの乾燥を指摘されたので、アイクリームも追加するようになりました。

スキンケアやお化粧の仕方は、自分なりのスタイルが確立してしまうとなかなか変えない人が多いと思います。

しかし、それが本当にベストなものなのかどうか、たまには角度を変えて外から評価されることで見直すきっかけになります。これも、アンチエイジングの「感度」を高める1つの手段ですね。

肌年齢を測定するサービスを受けると、その会社の化粧品を買わされるのではないか心配という声もあるかもしれませんが、その必要は全くありません。その会社のものが本当に自分に合う化粧品なのか、サンプルを持ち帰りじっくり試してから購入するようにしましょう。

年齢を諦めない自分になる

「お肌の曲がり角は20代後半から」と言われます。これは私自身の経験からも納得ですし、実際に肌の水分量は20代ですでに減少し始めることから妥当だと思います。

そして、30代前半になって少しずつアンチエイジングについて気になり、後半で実際にエイジングケアを色々試してみる、という方が多いのではないでしょうか。

それでは40代はいかがでしょう。肌の経年変化から言うと、「どっぷり」エイジング世代に入ってきているという見方もできますよね。しかし、日本の平均寿命は女性の場合87歳。40代は本来、人生まだまだこれからの世代なのです。

そんな40代の方によく見受けられるのが、「子育てや仕事など他のことで忙しく、自分のことになかなか構っていられない」とか「40代で見た目は気になるけれど、もはや

や どうしようもない」といった否定的な声です。

それはとてももったいないことだと私は思います。

確かに、高価なエイジングクリームやエステなど、エイジングケアはハードルが高いイメージがつきまといます。しかし、必ずしもこのような「スペシャル」なケアは必要ありません。

それよりも、日常のケアや気遣いの方が実はよっぽど重要です。つまり、身構えなくても毎日の生活の中でエイジングケアはできる、ということ。そしてそれは誰でもできる簡単なことばかりなのです。

アンチエイジングの分野は、これまでそのメカニズムについて分かっていないことが多く、本当にエイジング効果があるかどうか疑わしい商品やサービスが数多くありました。

しかし、昨今はアンチエイジングに関する研究結果が次々に報告されており、エイジングの時計の針を遅らせる方法が少しずつ解明されつつあります。

もちろんまだ分かっていないことも多いのですが、このことはアンチエイジングに対するハードルを下げ、より身近な存在になってきていると言えると思います。本書でもいろいろご紹介しますので、ぜひ日常に取り入れてくださいね。

また、自分の目標となる存在「ミューズ」を持つことはモチベーションアップになります。なので、ぜひそのような存在を心の中に設定することをおすすめします。

しかし、極端な例は避けましょう。ちょっと頑張れば手が届きそう、そんな存在が「ミューズ」にふさわしい人です。

歳を取るのは当たり前のことですが、だからと言ってそのことを悲観的に考えるとさらに老けてしまいます。

40代だけど20代に見られたいという見た目だけにとらわれず、実年齢より少し若く、そしてハッピーに歳を取るという考え方でエイジングを捉えましょう。

せっかくアンチエイジングが身近になってきた時代なのだから、そのエッセンスを日常生活に取り入れることで、気軽に「アンチエイジングライフ」を始めませんか。

忘れてはならない

#1 [ボディスキンケア]

加齢による肌の変化は、顔だけでなく全身に起こります。顔ほど見た目の印象に結びつくわけではありませんが、ついケアをおろそかにしがちなのがボディケアです。そんなボディケアのポイントをご紹介したいと思います。

まず、意外に見られているのは首と手の甲です。首は皮膚が薄く、紫外線を浴びる機会が多いため、その積み重ねで年齢による変化が出ます。同様に、手の甲も紫外線の影響でシミができやすい部位です。首と手の甲については、顔と同じレベルのケアをしてあげましょう。1つはUVケア、そして保湿です。毎日のスキンケアの中で、クリームなどを顔だけでなく首と手の甲にも塗ると忘れることもありません。

ボディ全体についても、年齢を重ねるほどに保湿が重要になってきます。半身浴で長時間浴槽につかる方がいますが、半身浴は乾燥をむしろ増幅させる可能性も。それは、長時間お湯につかるほどに、皮膚の表面の保湿成分が流れ出やすくなるためです。

ですから、心地よく温まった程度で浴槽から上がり、流れ出た保湿成分を入浴後に補ってあげることが大切です。保湿については、入浴後のボディクリームが最も効果が高いですが、オリーブオイルやスクワランなどを配合したスキンケア系の入浴剤を一緒に使うといいでしょう。

Lesson 1

40代から
気を付けたい
肌の変化

「ターンオーバー」の機能は血管年齢と大いに関係アリ

「はじめに」でもお話ししたとおり、40代は肌に大きな個人差が出てくる時期です。本章では、40代から特に気を付けていきたい肌の変化についてご説明します。

肌の大きな特徴として、皆さんもご存知の「ターンオーバー」があります。ターンオーバーとはいわゆる皮膚の「新陳代謝」のことで、日焼けしても時間がたつと薄くなるのはこのターンオーバーのおかげですね。

ただ、残念なことにこの「自己再生」能力も年齢を重ねるほど低下してしまいます。20代ではおよそ28日周期であったターンオーバーは40代では55日周期とおよそ2倍になると言われています。

ターンオーバー機能が低下すると、どうなるか。

まず、肌が生まれ変わるサイクルが徐々に遅くなることで、肌に蓄積された「シミ」の原因であるメラニンがそのまま残りやすくなります。メラニンは日焼けだけでなく、ニキビができたときや虫に刺されたときなどに起こる「炎症後色素沈着」によっても作られます。そのため肌に色ムラができたり、シミができたりします。

また、ターンオーバーが遅延すると、皮膚の一番表面にある角層細胞のサイズが大きくなり、「キメ」の粗い肌になる傾向にあります。

キメは肌の凹凸によって決められ、キメが整った肌はツヤや透明感が出るため、美しい肌の重要なファクターになります。

ターンオーバー

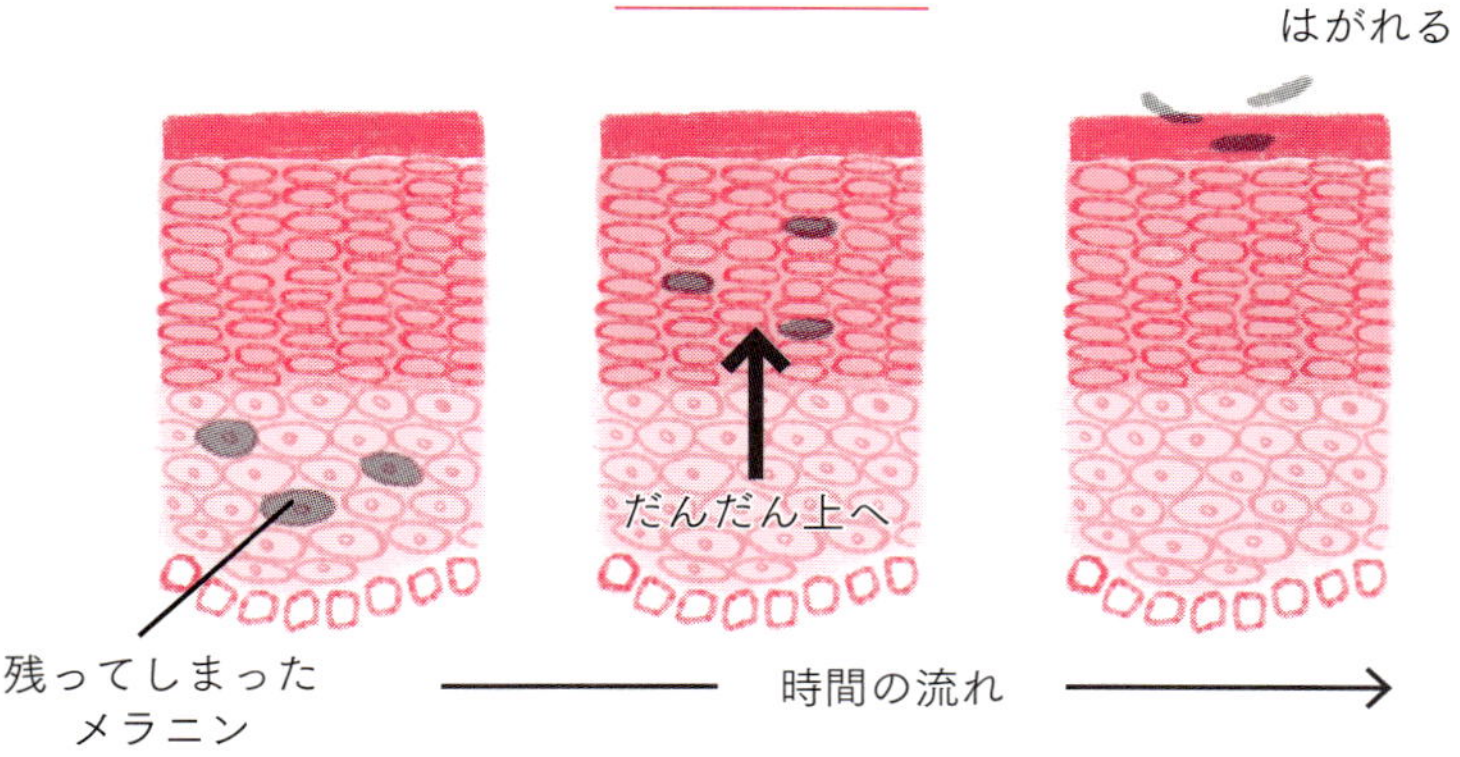

エイジングのポイントとなる「シワ」にもターンオーバーが影響します。「ちりめんジワ」「小ジワ」などと呼ばれる細かくて短いシワは、乾燥の他にターンオーバーの遅延による肌の凹凸も原因になって生じてしまうのです。

加齢によってターンオーバーが遅くなることは生理的なこと。しかし、だからと言ってあきらめずに、ターンオーバーが乱れないような習慣を手に入れることがこれからの肌格差に負けないためにはとても重要です。

スキンケアはゴシゴシこすることなく、なるべく肌への刺激を少なく行うことは基本中の基本。

ターンオーバー機能が低下してしまった肌

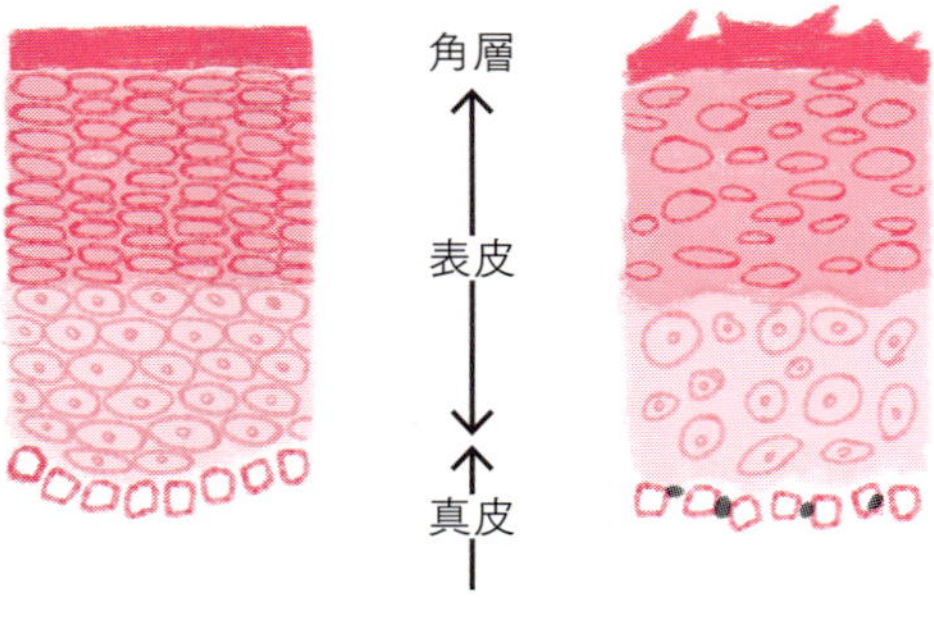

角層
→表面が凸凹にキメの粗い肌になる

真皮
→メラニンが残りやすくなり、シミの原因に

さらに、40代女子の方に特に気をつけていただきたいのは、「食事」と「運動」です。なぜ肌のことなのに、スキンケアだけではなく「食事」と「運動」にも気を付けなければならないのかというと、「見た目年齢」と「血管年齢」は比例するからです。

40代の方ですと、血管年齢をあまり意識したことがないという方もいらっしゃるかもしれませんね。血管年齢とは、血管の老化の度合いを表す目安です。血管年齢は動脈硬化、ひいては心筋梗塞や脳梗塞などの血管病と密接に関係しています。そう聞くと、健康な方は自分とは関係ないや、と思うかもしれませんが、血管病にならずとも、加齢に伴って血管も老化しています。

血管年齢が高いと血行不良を招き、栄養や酸素が十分に供給されず、ターンオーバーが乱れます。これこそが、ターンオーバーがアンチエイジングのカギとなるゆえんです。

そして、この血管年齢を若返らせるためには、食事と運動がとても重要になるのです。食事についてはレッスン4で、運動についてはレッスン3で紹介しますので参考にしてください。

ほうれい線・たるみは原因を知ることで的確なアプローチが可能！

40代女子の肌に関する大きな悩みといえば、「シワ」と「たるみ」ではないでしょうか？　特にほうれい線や緩んできたフェイスラインを気にされる方は多いですね。ほうれい線もたるみも、その原因を知り適切な対処を行えば、改善させることができます。

シワもたるみも、肌の弾力の低下によってできるものですが、定義が少し異なります。シワとは「皮膚に刻まれた溝」のことで、たるみは「重力で皮膚が垂れ下がった状態」のこと。ほうれい線は「深く刻まれたシワ」だと思っている人が多いのですが、実は、たるみの結果としてできてしまう溝なのです。

でも、顔のたるみは全体で起こるのに、なぜ口の周りのたるみだけがほうれい線としてできてしまうのでしょう?

それは、頬が重力で下がりやすいのに対して、鼻や口付近は下がりにくいために、たるみの大きい部分と小さい部分との間にくっきりと境界線ができるから。それこそがほうれい線です。

同じように、口の下に左右対称にできる「マリオネットライン」も、たるみの大きい頬の下部と、たるみの小さい口周囲の境界線にできるたるみになります。

このように、たるみは頬全体で起こるというよりは、たるみが特に大きくできる部位が存在します。1つが頬の下部で、マリオネットライ

ほうれい線

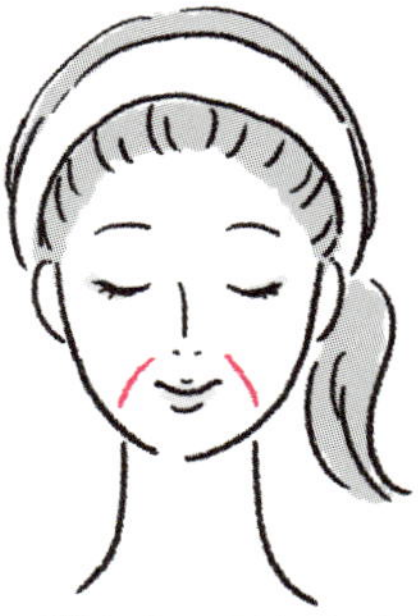

鼻の横から口元にかけて
あらわれるライン

マリオネットライン

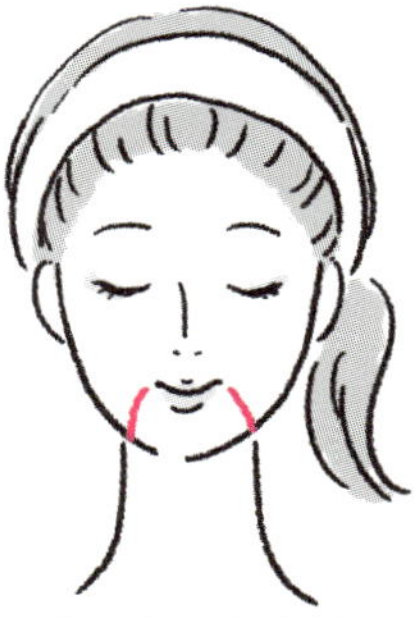

口角から下に向けて
あらわれるライン

ンができる原因になったり、フェイスラインが不明瞭になったりします。次に頬の上部で、こちらはほうれい線の原因になります。そして頬の外側です。輪郭が曖昧になり、たるみが進むと首との境界がなくなります。

それでは、このたるみは何が原因で起きるのでしょうか。顔の組織全体において、大きく次の４つが関係します。

・真皮タンパク質（コラーゲン、エラスチン）の量・質の低下
・皮下脂肪の増加や変形
・表情筋の機能低下
・骨の萎縮

一番大きく影響するのは真皮層のコラーゲン、エラスチンといったタンパク質の質・量の低下なのですが、皮下脂肪の増加や変形、表情筋の機能低下もたるみに関係します。さらに、最近では骨の萎縮もたるみの原因になることが分かり注目を集めています。

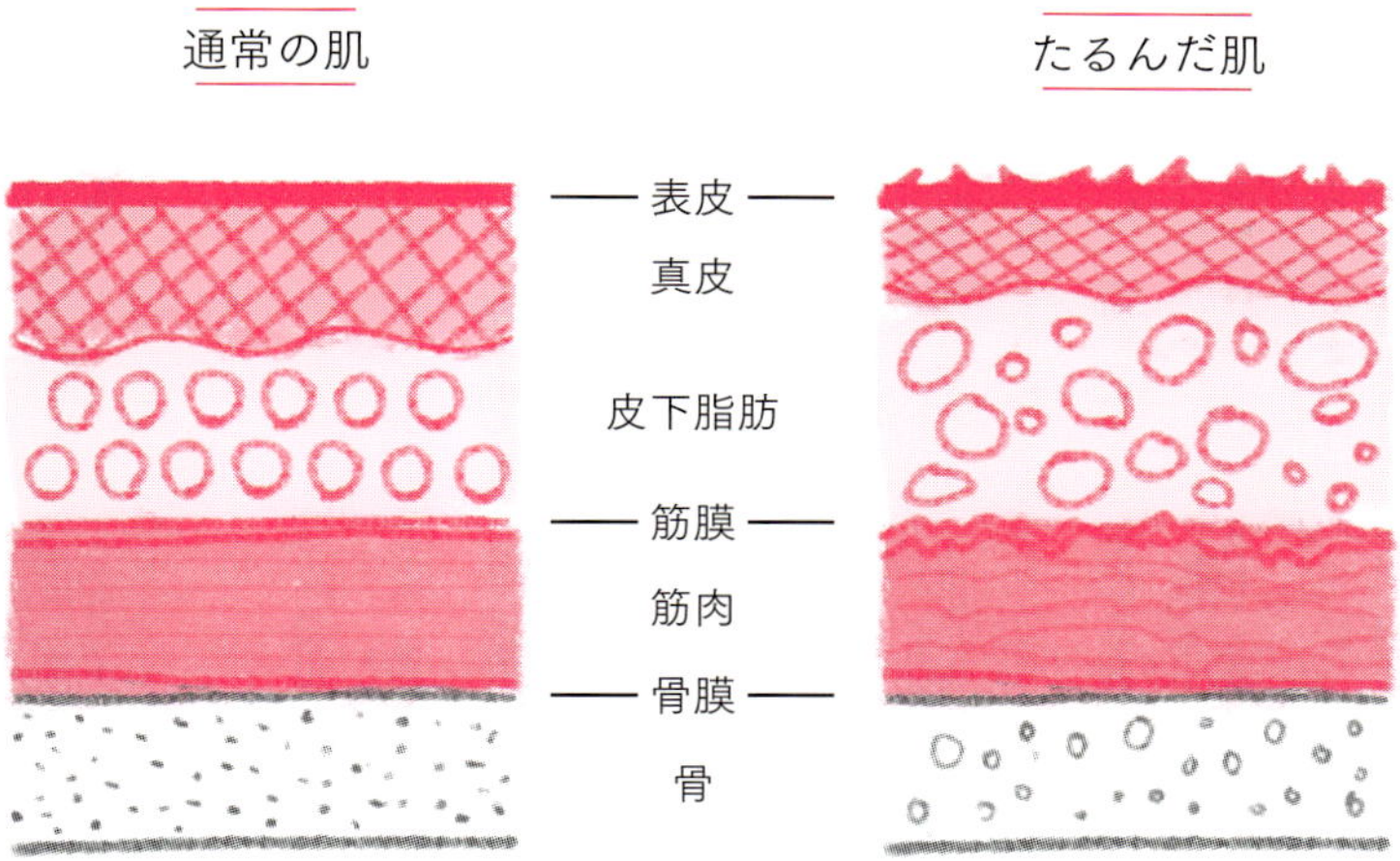

通常の肌の構造と比べると…

表皮	→	ぶ厚く、でこぼこに
真皮	→	薄くなる
皮下脂肪	→	脂肪が増加、形もいびつに
筋肉	→	萎縮してしまい、機能ダウン 筋膜もゆるむ
骨	→	萎縮してしまい、スカスカに

具体的に、私たちの顔の構造が加齢に伴いどのように変化するかというと、まず、真皮層が薄くなります。薄くなると、真皮層にあるコラーゲンなどのタンパク質の量が減ります。減った真皮層の代わりに皮下脂肪が入り込み、皮膚の弾力性が低下してたるみとなることが分かっています。

また、皮下脂肪が増加すると、コラーゲンなどを分解する因子が分泌されて皮膚の弾力性が低下してしまうことも最近明らかになってきました。さらに、皮下脂肪自体も構造が変化して硬くなることがあり、それによって皮膚の柔軟性が低下します。

皮膚を支えるコラーゲンなどのタンパク質が減り、そこに柔軟性がなくなった脂肪が覆い被さることで、皮膚のごわつきやたるみにつながるのです。

それでは、顔の皮下脂肪はエイジングには「悪」になるかというと、必ずしもそういうわけではありません。人によっては、加齢に伴い皮下脂肪が萎縮して少なくなる人がいますが、それが頬で起こるといわゆる「痩《こ》けた」印象になってしまい、老けて見える原因となります。

若い頃と比べて全体的に体重が増えてしまった方は、その分だけ顔の脂肪も増加し、皮下脂肪が老化を促している可能性があります。一般的に、皮下脂肪が多い方が肌にハリが出てたるみにくいと考えられがちですが、必ずしもそうではありません。一度若いときの写真と見比べて、確認してみるといいでしょう。

表情筋は皮膚と骨や靱帯といった深部組織の間にあり、その2つをつなぐ役目があります。筋肉の収縮によって皮膚がひっぱられると表情が作られますが、加齢や表情の乏しい生活習慣によって機能が低下すると、たるみにつながります。最近では、表情筋を鍛えることによって見た目が若返るということが医学的にも証明されています。

最後に、骨の変化です。詳しくは56ページでお話ししますが、加齢によって骨の密度が低下して、少しずつ萎縮してきます。それが進行して骨がスカスカで骨折しやすい状態になってしまうのが「骨粗しょう症」です。この変化は頭蓋骨でも起こり、骨が萎縮することでたるみが進行してしまいます。

まとめると、たるみに対して必要なのは、

・真皮タンパク質（コラーゲン、エラスチン）に対するアプローチ
・皮下脂肪に対するアプローチ
・表情筋に対するアプローチ
・骨に対するアプローチ

ということになりますね。本書ではレッスン2でアンチエイジングの具体的なアプローチ法をご紹介していきますが、たるみに関してはこの4つのアプローチ法が基本です。覚えておきましょう。

シワができる意外な原因とは？

多くの人が気を遣っている「UVケア」。

夏になると、日本の女性の多くは日傘を差し、日焼け止めも欠かさなくなりますよね。海外ではこのような行動をする人は少ないため、日本はUVケアへの関心が特に高いと感じます。

ところで、みなさんは何のためにUVケアを行っていますか？

あるアンケートでUVケアを行う理由について尋ねたところ、シミ予防が約7割と圧倒的だったそうです。本書をお読みの方も、シミ予防のためにUVケアを行っているという方がほとんどではないでしょうか。

それでは、残りの約3割は何が目的かというと、「シワの予防」だったそうです。

実は、紫外線はシワの原因にもなってしまうのです。シワの約8割は紫外線が原因でできるとも言われています。

そもそも、なぜシワができるのでしょうか。

シワの定義は、「皮膚に刻まれた溝」です。そして、その溝の深さに応じて「表皮にできる浅いシワ（＝表皮シワ）」と「真皮にできる深いシワ（＝真皮シワ）」の大きく2種類に分かれます。

代表的なシワをざっくり分けると、

表皮シワ……目尻のシワ、口元のシワ
真皮シワ……おでこのシワ、眉間のシワ

となりますが、実際にはこの二つのシワが混在していることがほとんどです。

表皮シワは、主に乾燥が原因です。皮膚が乾燥すると柔軟性が乏しくなるため、保湿が最も重要になります。保湿によって改善するケースも少なくありません。

真皮シワは「表情ジワ」から発展することが多いシワです。「表情ジワ」とは深さに関係なく、特定の表情によって作られる一過性のシワのことで、例えば、若者であっても上を向いたときやしかめ顔をしたときなどにおでこにシワができますよね。この時できる溝が皮膚に刻まれることで定着し、最終的には常態的なおでこのシワとなってしまいます。

若いときは、皮膚は弾力に富んでいるため、表情による変形にも柔軟に対応し、変形した状態から速やかに回復することが可能です。しかし、20代から少しずつ弾力性は低下し、変形からなかなか回復できなくなってきます。

弾力性が低下してしまうのは、真皮にあるコラーゲンやエラスチンの量が、加齢によって減少するからです。

量だけでなく、コラーゲンなどのタンパク質の「質」についても様々な原因によって低下します。その原因の1つが最初にお話しした「紫外線」なのです。

紫外線には波長によってUVA、UVB、UVCがあります。

そのうちシミや日焼けをもたらすのはUVBで、老化の原因となるのはUVAです。UVAはUVBよりも深く真皮層まで到達するため、真皮に存在するコラーゲンやエラスチンなどのタンパク質の細胞にダメージを与え、変性させてしまうのです。

先日他界した私の祖母は、ほとんど家の外に出ることがないタイプの人間でしたが、95歳で他界するまで本当につるつるの肌の持ち主でお葬式のときには皆驚いていました。

そんな祖母を見て、シワやたるみの最たる原因はやはり紫外線だと強く実感しました。どんなに医学が発展しても、この事実は変わりません。深いシワができてしまう前の早めの対策が最大のポイントと言えます。

ちなみに、表情ジワは、表情の癖によってできやすい人とそうでない人がいます。

例えば、

・瞬きするときに目を見開く

紫外線の種類と届く範囲

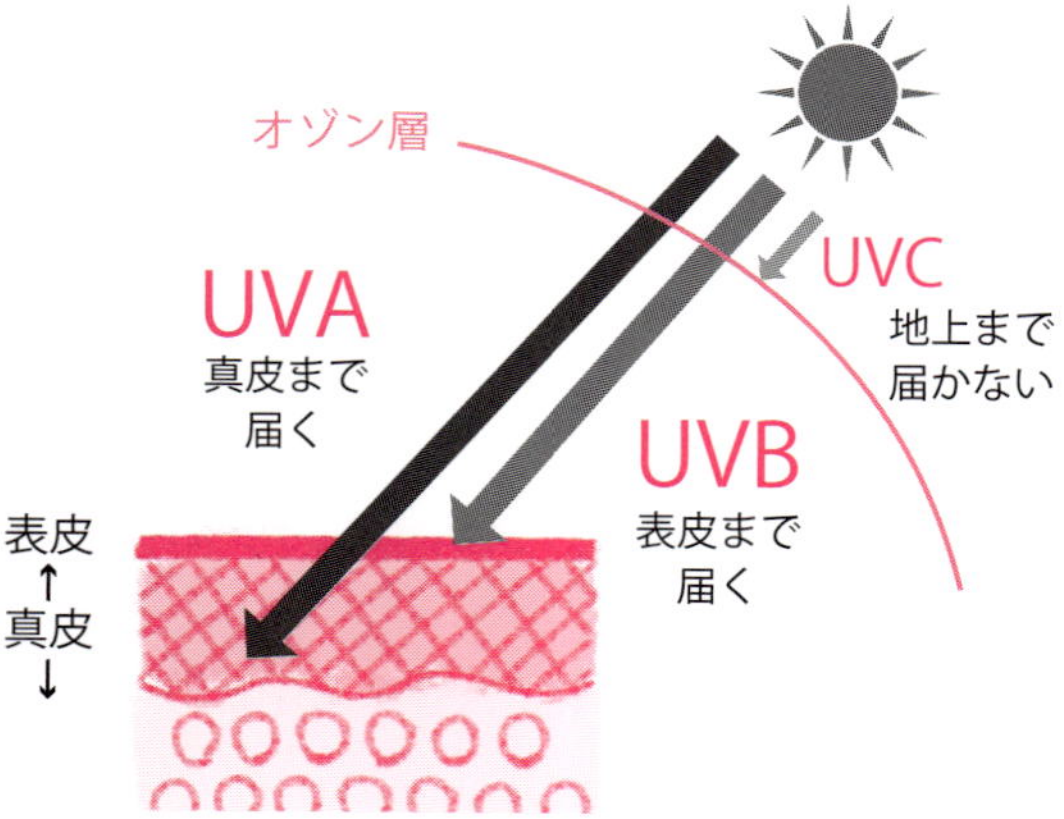

・細かい文字を見るときに目を細める
・仕事や作業中など集中しているときにおでこに力を入れる
・無意識にしかめっ面をする

などです。

表情ジワの一部はたるみとも関係します。よくあるのは、頭皮からつながっている皮膚が加齢によって全体的に垂れ下がってくると、まぶたも垂れて、いわゆる「眼瞼《がんけん》下垂《かすい》」という状態になります。すると、今まで以上に目を開く際に力が必要となり、無意識におでこに力を入れて目を見開くような癖がついてしまい、おでこに表情ジワができるというケースです。

ご自分でも、鏡の前でおでこに力を入れた状態と緩めた状態でシワのでき方に変化があるかどうか確認してみてください。また、シワができるという方は特にどのような表情のときにシワができるかもチェックし、なるべくその表情は避けるようにしましょう。それが真皮シワの予防にもつながります。

シミの原因は紫外線だけではない

30代からじわじわと現れはじめ、40代になると急激に増えてくるのがシミ。「こんなところにまで！」と鏡を見るたびに新たなシミを発見してブルーな気持ちになっている方もいらっしゃるかもしれませんね。

シミの原因として多くの方に認知されているものと言えばやはり紫外線です。先ほどご紹介したアンケートでも、シミ予防のためにＵＶケアを行っているという方が圧倒的に多かったですね。

確かに、紫外線が、シミの最大の原因であることは間違いありません。シミ治療でクリニックを訪れる方を見ていても、最も多いのは「老人性色素斑《しきそはん》」というもので、紫外線によるダメージが主な原因です。

ただし、シミの原因は実は紫外線だけではありません。というのは、「シミ」と一言で言っても様々なタイプのシミがあるためです。

まず、「肝斑《かんぱん》」という眼の下から頬にかけて左右対称にできるシミは、紫外線はもちろんですが、スキンケアが原因で悪化することがあります。スキンケアの何が良くないかというと「こすりすぎ」です。

メイク落とし、洗顔、ファンデーションを塗る際など、私たちは毎日無意識に肌をこすっています。これがシミの原因となるのです。また、肝斑の場合は妊娠時に悪化することがあり、そのため女性ホルモンの影響も指摘されています。

他に、ニキビの痕などがそのままシミとして残ってしまう場合があります。そのようなシミは「炎症後色素沈着」といって、皮膚炎の名残としてメラニンが蓄積すること

肝斑(かんぱん)

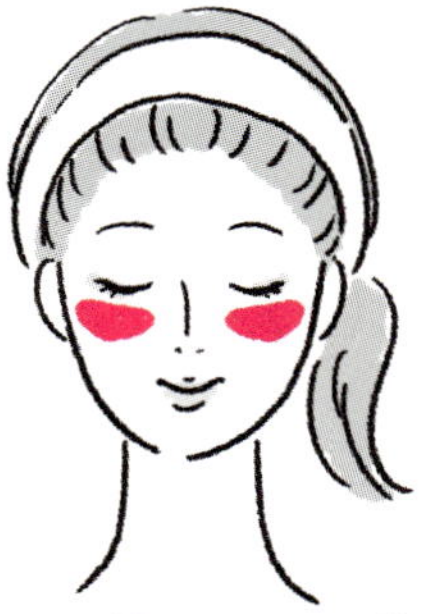

眼の下から頬にかけての範囲に
左右対称にできるシミ

によります。また、メガネのツルや鼻当てが常に当たる場所に、その刺激によって色素沈着ができた方も見受けられます。

他にも、シミ対策のために使った美白化粧品が肌に合わず、かぶれなどの炎症が起こり逆にシミができてしまう、なんていうケースもあるのです。

肌のトラブルを自己解決しようとしてさらにひどくなってしまった、あるいは長い間トラブルを放っておいてしまったという場合には炎症後色素沈着が余計目立ってしまうことも多いため、早めに皮膚科を受診するようにしましょう。

シミはレーザー治療で対処できる、というイメージがあるかもしれませんが、美容治療はシミを目立たせなくするための手助けにすぎません。ターンオーバーを促すためのスキンケアやインナーケアを怠っていては、せっかくの美容治療も高い効果が望めなくなってしまいます。

まずは自分のスキンケアについて、以下の項目を見直してみましょう。

・クレンジングはメイクの濃さや肌質に合ったものを使っている？

・クレンジング、洗顔のときにゴシゴシこすっていない？
・化粧水をつけるときにパッティングなどで時間をかけていない？
・化粧下地の日焼け止め効果（ＳＰＦ・ＰＡ）がどれくらいか把握している？
・アイクリームをつける量は適切？　少なくない？
・美顔ローラーなどを使うときに力を加えすぎていない？

セルフケアなくしてシミ予防なし。今すぐ実践しましょうね。

近年注目を集めている「黄ぐすみ」って？

「黄ぐすみ」という単語を耳にしたことはありますか？　正式な医療単語ではありませんが、その名の通り肌が黄色くくすんでみえる現象のことです。最近メディアなどにも多く取り上げられている注目の美容ワードです。

今までずっと使ってきたリップやチークが似合わなくなってきたと感じている方は、黄ぐすみが原因かもしれません。

日本には「色の白いは七難《しちなん》隠す」という言い回しがありますが、肌が黄ばんで暗く見えることで見た目年齢も高く見えてしまいます。

一般的に「くすみ」とは、主に血行が悪くなることによって肌のターンオーバーが滞り、メラニンが排出できなかったり、古い角質が剥がれずに残ってしまったりして肌の色ツヤが悪くなる状態を言います。

そのため、血流を良くするマッサージを行うほかに、ターンオーバーを整えるために睡眠をたっぷり取る、運動する、などの方法でくすみの改善が期待できます。

しかし、黄ぐすみはもっと厄介な存在なのです。なぜなら、一度黄色くくすんでしまうとなかなか改善できないからです。黄ぐすみは、血行とは別に皮膚がダイレクトに黄色化してしまう点で、通常のくすみと異なります。

黄色い皮膚の犯人は、「変性したタンパク質」です。タンパク質とは、真皮にあるコラーゲンやエラスチンなどを指します。

ではなぜタンパク質が変質してしまうのかと言うと、その原因は「糖化」にあります。「はじめに」でも少し触れましたが、糖化は身体の中の余分な糖がタンパク質と結びつきＡＧＥという老化物質を作ってしまう現象で、肌の弾力を低下させてシワやたるみの原因になるものでしたね。

糖化が招く肌トラブルはそれだけではなく、変性する際に「焦げ付き」と同じように肌を黄褐色に変化させます。ＡＧＥが蓄積することでどんどん皮膚が黄色くなってしまうのです。

そして最近では、「カルボニル化」といって脂質の分解物とコラーゲンなどのタンパク質が結合し、それが変性することも「黄ぐすみ」の原因であることが明らかになりました。

糖化もカルボニル化も紫外線やストレスなどから引き起こされる肌の炎症が原因になるため、UVケアやストレスケアが必要です。しかしそれ以上に、「食事」と「運動」が重要。変性タンパク質の材料となる糖や脂質は食事や運動で変わってくるからです。

つまり、黄ぐすみに対しても食事と運動が欠かせないということですね。

最近では、大手化粧品会社などから糖化やカルボニル化を抑える成分が配合された化粧品が開発されるなど、黄ぐすみに対するアプロー

肌の黄ぐすみにつながる「糖化」のしくみ

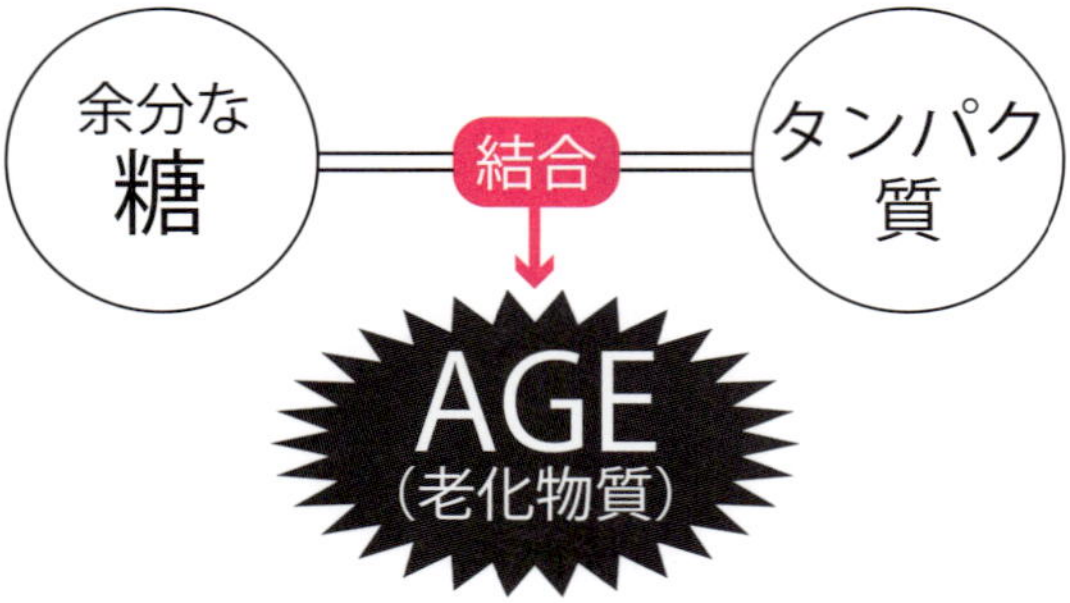

チも進化してきています。しかし、それ以上に効果があるのが「食事」と「運動」であることは変わりません。

UVケアをしているにもかかわらず肌が黄色くなってきた……。そうなる前に、対策をしっかりしておきましょうね。

注意したい「顔のコケ」

老けてみえる原因に「顔のコケ」もあげられます。加齢によって顔に脂肪がつく人が多いですが、中には皮下脂肪が萎縮して減ってしまう人もいます。

顔をリンゴでイメージしていただくと分かりやすいのですが、皮下脂肪の減少はリンゴの中身の実の部分が減ってしまうこと。日にちがたったリンゴは表面がしわしわになってしまいますが、それと同じでボリュームがなくなるとその分皮膚が余ってしまい、たるみやシワの原因になります。

しかし、瘦《こ》ける原因は皮下脂肪だけではありません。それは「頭蓋骨の萎縮」です。

これまで、顔の老化と言えば皮膚の老化と捉えられることが多かったのですが、頭蓋骨のMRIを年代別に撮影してみると、高齢になるに従い骨が萎縮して眼窩《がんか》（目のくぼみ）が大きくなる、顎の骨が細くなって前に突き出すなどの傾向があったことが報告され、それ以降学会などでも骨の萎縮が見た目年齢に影響を与えるとして注目を集めるようになりました。

骨の萎縮の原因は、大きく分けて2つあります。1つは「骨粗しょう症」です。骨は、古い骨が壊される（骨吸収）一方で、新しい骨が作られる（骨形成）ことで強度を保っています。しかし歳を重ねるとこのバランスが骨吸収に傾き、骨がスカスカで脆くなってくるのが骨粗しょう症です。

骨粗しょう症は全身で起こるため、頭蓋骨も萎縮してきます。特に頬や顎の骨が萎縮する傾向が強く、ほうれい線が目立つようになったり口元のシワが増えたりするのです。骨折の原因になる症状というだけではありません。

そしてもう1つは、「糖化」です。骨の体積の約半分はコラーゲンで構成されますが、糖化が骨でも起こると、老化物質のAGEがコラーゲンに蓄積して骨をもろく変質させてしまうことが最近明らかになりました。

骨粗しょう症は、男性よりも圧倒的に女性で多く起こります。それは骨代謝に女性ホルモンが関係しているためです。閉経が近づくにつれて女性ホルモンが減少すると骨を壊すスピードが急速に早まります。最近では、極端なダイエットや運動不足によって若い女性でも骨粗しょう症予備軍の方が増えていることが問題視されています。そのような人は閉経後に骨粗しょう症になるリスクがぐんと高くなり、一気に老けてしまうため注意が必要です。骨粗しょう症は高齢の方だけの問題ではないのです。

骨代謝は女性ホルモンに加え、普段の生活習慣も大きく関わってきます。重要なのは、「食事」と「運動」です。この2つは糖化にも大きく関わることはお話ししましたね。つまり、アンチエイジングには何か特別なケアが必要になるわけではなく、運動や食生活がすべてのエイジングケアの基本となってくるわけです。

ハリのある肌を保つためにも、若いうちからの対策が重要です。おすすめはアンチエイジングドックで一度自分の骨年齢をチェックしてみること。アンチエイジングドックでは通常、骨密度だけでなく骨の糖化度をチェックして骨年齢を打ち出します。さらに、骨だけでなく、血管、筋肉、神経、ホルモン年齢をそれぞれ出して自分の弱点も知ることができます。

エイジングサインをいち早く把握することができるため、エイジング対策の1つにぜひ一度、受けてみてはいかがでしょうか。

肌にも関係するホルモンの話

極上肌になるためには、女性ホルモンである「エストロゲン」が大きく関わることをお話ししてきました。

エストロゲンは主に「卵巣」で分泌され、子宮や乳腺など様々な臓器に作用します。皮膚ではコラーゲンを増やしてハリやツヤを与え、骨の代謝にも大きく関わるのでしたね。また、筋肉量、運動能力の向上にも影響することがわかっています。

閉経すると、卵巣で作られるエストロゲンが大幅に減少する代わりに、わずかですが脂肪組織でエストロゲンが作られるようになります。とはいえ、トータルのエストロゲンの量は低下します。そのため、閉経後は高脂血症や動脈硬化といった生活習慣病や、乳がんのリスクが上がることが知られています。

ここで提唱したいのは、「40代女子こそアンチエイジングのために運動が必要」だということです。

閉経というイベントは女性であれば誰も避けることはできません。しかし、もともと運動する習慣がある人とそうでない人とでは、閉経を迎えるにあたって「身体の準備態勢」が全く異なってきてしまいます。

すでにお話ししたように、血管年齢は見た目年齢と比例します。有酸素運動などの適度な運動は、筋肉量を維持するだけでなく、血管年齢を若々しく保ってくれて、動脈硬化予防にも一役買います。

エストロゲンが減ってもなお若々しい血管を保つためには、運動が最も有効です。実際に週に5回、30分程度のエアロバイクなどの有酸素運動を行った場合、エストロゲンの代謝が変化し、乳がんのリスクを下げる効果があることが分かっています。見た目のアンチエイジングとは何となく関係なさそうな運動、実は「大アリ」だということ、納得していただけたでしょうか。

次に、食事における「ホルモン」についても考えてみましょう。

「フィトエストロゲン」といって、エストロゲンと構造が非常に似ているためにエストロゲンと同じように機能する物質があります。大豆に多く含まれるイソフラボンもフィトエストロゲンの一種です。他に、フラックスシードやベリー類に多く含まれるリグナン、発芽野菜（もやし・かいわれ大根など）に含まれるクメスタン、ナッツや赤ワインに含まれるレスベラトロールに代表されるスチルベンもフィトエストロゲンに含まれます。

体内での効果は、本来身体から分泌されるエストロゲンと比較するとうんと少ないのですが、それでも生活習慣病や骨粗しょう症のリスクを減らす可能性があると言われています。

肌についても、イソフラボンを多く含む食事（1日あたりイソフラボン100mg／木綿豆腐でいうと1丁強）を半年続けたところ、真皮層のコラーゲンやエラスチンが増えて、シワやたるみが改善したという報告があります。

これまで、プロテインパウダーと言えば乳清から作られる「ホエイプロテイン」が主流でしたが、最近では、アメリカなどでは大豆（イソフラボン）由来のプロテインパウダーが急激に増えてきました。運動後のプロテイン補給に大豆由来のプロテインシェイクは40代女子におすすめです。

他にも、例えば朝食にヨーグルトを食べる習慣がある方はフラックスシードを小さじ1~2杯足したり、おかずに枝豆（イソフラボンが豊富）を1品足したりと、ちょっとした工夫で効率よく摂取することができますよ。

ただ、健常な方はまず問題ありませんが、イソフラボンは大量に摂取すると甲状腺機能に影響を与えてしまう可能性があるため、もともと甲状腺疾患をお持ちの方は摂取量に注意が必要です。

運動とフィトエストロゲンの合わせ技で、閉経期に対する「身体の準備態勢」を万全に整えておきましょう。

肌のハリやツヤ、骨の代謝を上げるホルモン

フィトエストロゲン

エストロゲンとほぼ同じ構造の物質

イソフラボン

【多く含む食品】大豆食品

リグナン

【多く含む食品】フラックスシード、ベリー類

クメスタン

【多く含む食品】発芽野菜（もやし、かいわれ大根など）

スチルベン

【多く含む食品】ナッツ、赤ワイン

忘れてはならない #2

［ヘアエイジングケア］

年齢を重ねると、髪の毛が全体的に細く、薄くなることに悩む方が増えてきます。男性の薄毛と比べて、女性の薄毛はホルモンだけでなく様々なことが原因で起こると言われていますが、まだ分かっていないことが多いのが現状です。

毛が生え変わる毛包《もうほう》周期は、「成長期」という毛が伸びる期間と、「退行期・休止期」という毛が抜ける期間に分かれています。髪の毛は10万本ほどあり、そのうち9割近くは成長期ですが、残りの1割は自然と抜ける毛なのです。1日に100本抜けるのも、正常の範囲内です。しかし、加齢によって毛包周期が乱れやすくなり、「休止期」に移行しやすくなると抜ける毛も増えてしまいます。

最近では、女性の薄毛治療も行うクリニックが増えてきました。その治療には大きくわけて「血流をよくすること」と、「ホルモンバランスを整えること」の2種類のアプローチがあります。

血流をよくするのが「ミノキシジル」（育毛剤「リアップ」に配合される成分）や「成長因子」で、ホルモンに作用するのが「スピロノラクトン」や「フルタミド」、「プエラリア・ミリフィカ」などです。「プエラリア・ミリフィカ」はサプリメントでも入手できます。

家庭でも同じアプローチでヘアケアを行いましょう。スタイリストをしている友人の話では、ヘアケア商品の中でも「スカルプケア（頭皮ケア）」ができるものが、非常に人気になってきているようです。ヘッドマッサージもスカルプケアも、いずれも頭皮の血流をアップする効果があります。シャンプーをするときに、頭皮を動かすようにマッサージを兼ねて行うといいでしょう。

また、食事では女性ホルモン様の作用がある「イソフラボン」を上手に取り入れるのがおすすめです。イソフラボンは肌だけでなく髪のエイジングケアにも効果がある、40代女子にはマストな栄養素です。意識的に取り入れましょう。

いずれのケアも、大事なのは「継続」。クリニックでの治療も効果を実感するのに最低でも3ヶ月以上かかります。あまり経過に一喜一憂することなく、地道にできることからコツコツとやってみましょう。

Lesson 2

あなたの印象を左右するスキンケア

アンチエイジングに対する「感度」を高めよう

レッスン1では、40代女子が抱える肌のお悩みの原因について見てきました。「アンチエイジング、私はまだ始めなくても大丈夫」、と考えている人も油断は大敵です。

少し私自身の話をさせていただきます。若い頃は、少々無茶な生活をしても肌の再生力を信じてスキンケアをおろそかにしていました。皮膚科医になり、そういう機会はぐんと減ったのですが、それでもアンチエイジングのこととなると、まだ自分はアンチエイジングケアに本格的に取りかかるには早いのではないかな、と思い、実はどこか他人事のように考えていました。

しかし30歳を過ぎた頃、自分もとっくにアンチエイジングケアが必要な歳になってしまっていたのだ、と気づかされる出来事があったのです。

それは、長男を出産し半年ほど経って、初めて息子を連れて実家に帰ったときのことでした。

初めての孫に大喜びの両親が孫をスマートフォンで何度もムービー撮影していました。ここまではいいのですが、後で送られてきたムービーを見て愕然。ムービーの中の息子と一緒にいる自分が、思っていた以上に老けて見えたからです。息子のムービーのはずなのに、思わず自分を目で追ってしまいました（笑）。

今はスマートフォンなどで簡単に写真やムービーを撮ることができる時代になり、自撮りした写真も加工次第で自分好みにアレンジすることだってできてしまいます。

しかし、他人が撮った写真に写る自分の顔が、「こんなはずではないのに……」と思ってしまうほど、自分のイメージと異なっていたという経験がある方はいらっしゃるのではないのでしょうか。

なぜ、このようなことが起こるのかというと、「見た目年齢は顔を見る角度によって変化する」からといえます。

見た目年齢を決める大きな要因の1つに「たるみ」があります。たるみは、正面からだと分かりにくい一方、斜めからは目立って見えます。

ある調査で、0~6段階にたるみの基準を作り、被験者に自分がどの段階か回答してもらい、その後で斜め方向から写真を撮って見せ、もう一度回答してもらったところ、多くの人が1~2段階ほど回答にギャップがあったことも分かりました。

一度鏡を持ってご自分の顔で試してみてください。

ここで提案したいのは、「スキンケアは三面鏡を使って行いましょう」ということ。常に自分を正面からではなく斜め方向から見て認識させることは、アンチエイジングへの意欲を高めるのに効果絶大です。

私も、かのムービーを見て以来、意識的に三面鏡を使うようになりました。そうすることで、人からはこういう風に見えているんだなと分かり、いい表情を作ろうと意識することができます。さらに、不思議と姿勢までしゃきっとしてきます。

後で詳しくお話ししますが、表情筋を鍛えることはたるみを解消するアンチエイジングケアの重要なポイントの1つです。

芸能人など、人から見られる仕事の人が若く見えることが多いのは、いい表情でいようと常に緊張感をもって表情筋を意識的に使っているからにほかなりません。

私たちは芸能人ではないので、常に顔に緊張感を持つことはなかなか難しいかもしれませんが、自分のエイジング評価を厳しくすることは大事ですよね。

アンチエイジングはまだ早い？　いいえ、早いに越したことはありません。

自分が思っている以上に、エイジングは進んでいるかもしれませんよ。三面鏡を使ってあなたもアンチエイジングへの「感度」を高めておきましょう。

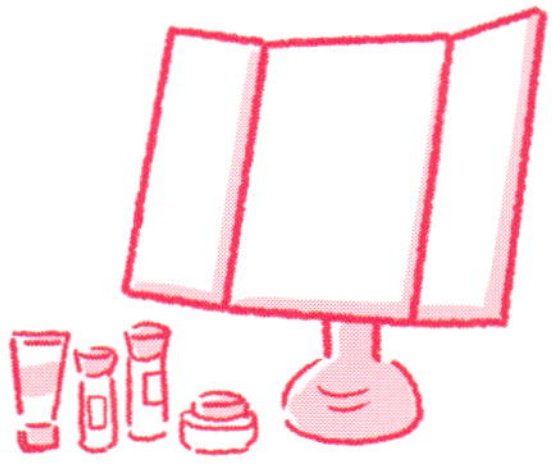

エイジングケア化粧品は必要か

なんとなく自分の肌が老けてきたな、と感じたとき、多くの方がまず試そうと考えるのは「エイジングケア用」の化粧品を使うことではないでしょうか?

エイジングケア化粧品と言えば、だいたい他のラインよりも高価でパッケージも豪華ですよね。見るからに何かしら効果がありそうな気がします。

しかし、エイジングケア用の化粧品で見た目の問題を根本的に解決することは、残念ながらほとんど期待できません。

そう聞くと、がっかりしてしまう人も多いでしょう。もちろん、後で詳しく述べますが、化粧品の使い方によって「見た目年齢」に差は生まれます。ただ、エイジングケアのラインがその差に大きく関わるかというと必ずしもそうではないのです。

エイジングケア化粧品をよく見ると、そのほとんどが小さな文字で「年齢に応じたお手入れ・スキンケア」などと書いてあります。これらの化粧品には、保湿成分が比較的高濃度で配合されていたり、油分や、テクスチャーが滑らかになるような成分が多く含まれていたりします。そうすることにより、特に乾燥しがちな目元など、小ジワができやすい部位に対して「シワ」を目立たなくすることは可能です。この点ではエイジングケアのラインは「見た目年齢」を左右するファクターになると言えます。

最近では化粧品でも、厳格なテストをクリアしたものですと「シワを改善する」「シミを防ぐ」といった記載ができるようになりました。そのような記載がされている化粧品は、より高い効果が期待できます。

ただ、それでもすでに深く刻まれてしまったシワやたるみを、エイジングケア化粧品で目立たなくすることは難しいです。そもそも化粧品は医薬品ではないため、例えば美白成分にもその配合濃度などに制限があり、効果はどうしても限定的になってしまいます。

では、わざわざ高いエイジングケアの化粧品は購入する必要はあるのでしょうか。

結論から言うと、総入れ替えでエイジングケア化粧品を揃える必要はありません。

さらに、スキンケア方法も時間をかける必要はなく、保湿力の高い化粧水、乳液、クリームを適量使うというシンプルなケアで十分です（詳しくは前著『皮膚科医が実践している　極上肌のつくり方』をご覧ください）。

しかし、年齢によって肌の変化は必ず訪れるため、エイジングケアとなるとこれまでのケアに「プラスα」が必要になってきます。エイジングに対する感度を日頃から高めておき、年齢による肌の変化をきちんと認識して、その用途に応じて早めに化粧品の一部をエイジング化粧品に変更することがポイントです。

具体例をあげますと、アイクリームは多くの人に必要な「プラスα」といえます。もともと私たち日本人の肌は欧米人と比べて乾燥しやすく、年齢とともに皮膚の水分量はどんどん減少していきます。そして、水分とともにバリア機能に関する皮脂についても30代以降は減少するため、特に乾燥しやすい目元に対してクリーム、特にアイクリームは、最初に考えたいアイテムの1つです。

目元の乾燥は、普段から注意深く見ていないとなかなか気がつかないエリアです。普通肌あるいは乾燥肌の方は、年齢を問わずできるだけ早いうちからエイジングラインや保湿力の強いアイクリームを使うといいでしょう。

他には、紫外線を浴びてしまったなと思ったら、光老化予防に抗酸化作用や美白成分配合の化粧品をチョイスするのもいいでしょう。エイジング化粧品にはこのような成分を配合しているものが数多くあります。

ただ、注意していただきたいのは、色々な成分が入っているからと言って、必ずしも自分に合っているわけではないということです。エイジングラインの化粧品は通常よりも油分が多いことが多く、もともとオイリーな肌の人が使うと油分が過剰となりニキビなどの原因となってしまうこともあるので注意が必要です。

もったいないのは、「プラスα」を明確にせず、40代だから何となくエイジング化粧品を買ってみた、というもの。中には、容器や広告など、肝心の中身以外に多大なお金がかかっていることが多くあります。せっかく高価なエイジングラインに手を出すのであれば、「自分に必要な効能は何か」という目線で化粧品を選ぶことが大切です。

エイジングケア化粧品選びで失敗しないポイントは、「この化粧品は何の成分が入っているのか」を確認し、費用対効果が見合うかどうか納得してから購入することです。

例えば、保湿成分には代表的なものにヒアルロン酸やセラミドがあります。これらは年齢に応じて量が減るため、その分化粧品で補ってあげることは非常に理に適っています。高濃度のものであれば、なおいいでしょう。

他に美白成分としてはビタミンC誘導体やフラーレン、αアルブチンなどが、肌のハリにはレチノールやEGFが有効です。

最近では、これらの成分を「原液」として売っている化粧品もあります。わざわざエイジングラインの化粧品を購入しなくても、お手持ちの化粧品に必要な原液を混ぜて使うだけなので、とても経済的です。私も肌の乾燥が気になるときは、いつもの化粧品に原液のセラミドとEGFを1~2滴プラスして塗っています。

エイジングケアは、将来の自分に対する「投資」です。取り立てて特別なことではありませんが、なぜその化粧品が自分に必要なのかを考えることで、エイジングに対する意識を高めることができ、それが将来の見た目の「差」につながります。

エイジングケアへの投資時間は、忙しくてもなるべく確保するようにしましょう。そしてそのプラスαに見合う化粧品が何か、自分の顔を見ながら一度考えてみませんか。

お悩み別「スキンケアに取り入れたい美容成分」

乾燥
保湿効果のある成分
- セラミド
- ヒアルロン酸
- コラーゲン

たるみ
ハリ効果のある成分
- レチノール
- EGF
- エラスチン

くすみ
美白効果のある成分
- フラーレン
- αアルブチン
- ビタミンC誘導体

Point

必要な成分を必要に応じてプラスしましょう

シワに対してのスキンケア

前章で、シワは浅い表皮シワと、深い真皮シワの2つに分かれることをお話ししました。このうちの表皮シワに関しては、乾燥が原因であるため、スキンケアがキーポイントになってきます。

表皮シワの代表格は何といっても目尻です。笑った時に目尻に寄るシワがそのまま定着してしまうと、実年齢も上に見えやすくなってしまいますね。

目尻にシワができやすいのは、他の部位と比べて皮脂腺が少なく、もともと乾燥しやすい部位だからです。また、頬と比べて皮膚の厚みが3分の1程度と薄いことも乾燥しやすい原因の1つです。

さらに、目尻のシワの場合は瞬きの影響も考えられます。私たちは1日に5000～2万回瞬きをします。その際、眼輪筋《がんりんきん》という筋肉が働きます。筋肉の収縮によってその筋肉の走行と垂直に表情ジワは作られます。目尻は、乾燥と瞬きのダブルダメージで特に小ジワができやすいと言えます。

目尻のシワに対するスキンケアのポイントは、とにかく「優しいケア」です。

女性の場合、ほとんどの方はアイメイクをされると思います。アイメイクの濃さにもよりますが、落とすためにはある程度洗浄力の高いオイルやジェルタイプのクレンジングが必要になります。そして、一般的に、クレンジング剤は洗浄力が高ければ高いほど肌への刺激も強いものが多いです。しかし、そうは言っても、洗浄力が弱いものを使用すると、必要以上にゴシゴシと洗うことになり、かえって皮膚への負担が大きくなってしまいます。

目元は特に皮膚が薄く刺激を受けやすい部位なので、頬など他の部位はクリームタイプや乳液タイプのクレンジングを使っても、目元はポイントリムーバーを使うなど、工夫した方がいいでしょう。

また、保湿も忘れてはならないポイント。紫外線の強い夏や乾燥する冬の時期は、アイクリームはマストです。しっかり保湿するように心がけてください。その際はクリームの量をケチると肌への摩擦も増えてしまうので、100円玉くらいの量をとって、あくまで優しくケアしてください。

また、アイケアはクマやくすみの改善にもなります。目の周りは血流量が多く、血流が滞ることでターンオーバー機能が低下すると、クマやくすみの原因になるためです。

アイクリームの塗り方は、下の図のとおりです。上まぶたは目頭からアイホールを外側に向かって、下まぶたも同様に内側から外側へ優しくマッサージを行いながら塗ってみてください。

アイクリームは、ケアの仕方が間違っていなければ顔

アイクリームの塗り方

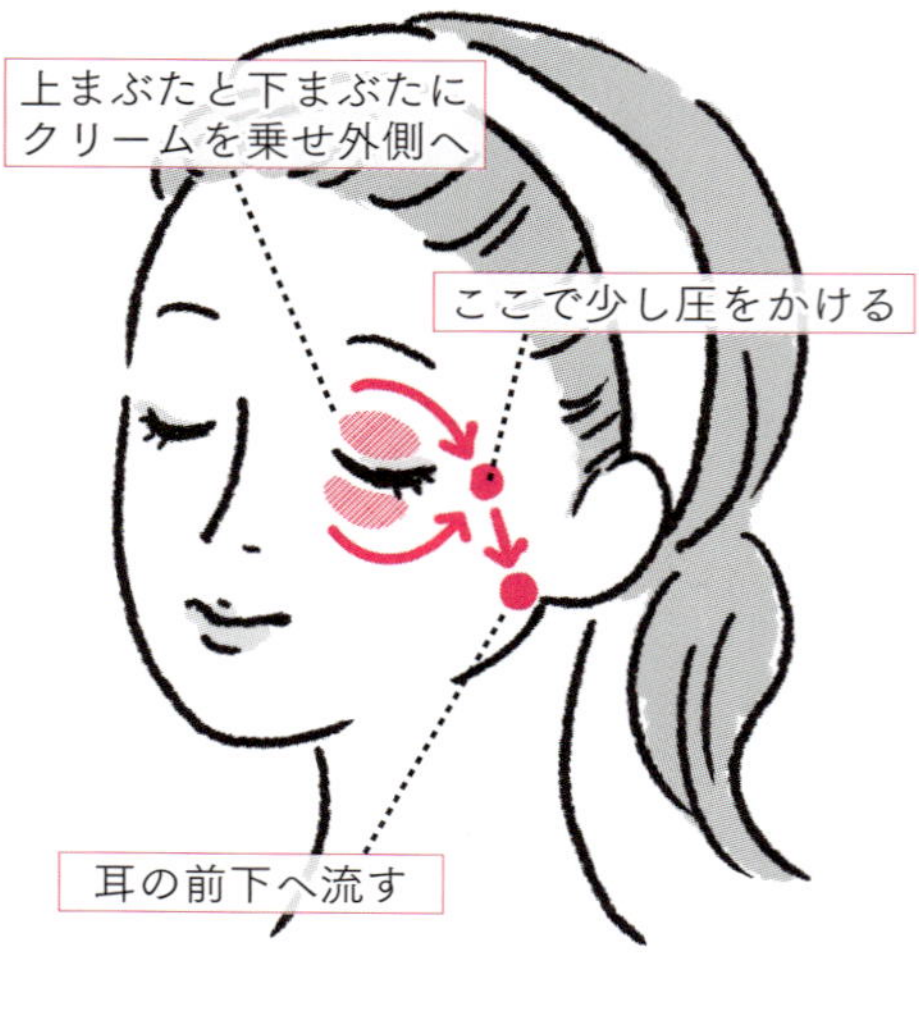
上まぶたと下まぶたに
クリームを乗せ外側へ
ここで少し圧をかける
耳の前下へ流す

用のクリームを使っても問題ないでしょう。一般的にアイクリームの方がより保湿成分が入っているなどの理由から少々高額になっていますが、刺激をかけずに保湿ケアを行う方が重要です。乾燥が特に気になるという方は、アイクリームを使った保湿ケアをおすすめします。

目元のパックも保湿ケアに一役買います。しかし、長時間放置してしまうと水分が蒸発して余計に乾燥してしまうため注意が必要です。また、眼のくぼんだところは頬と比べて凹んでいるため、顔のパックでは眼の周りは浮きがちになります。よって、顔のパックで保湿をする場合は、目元の保湿ケアを別で行った方がベターです。

また、最近ではレチノールが配合されている化粧品が増えてきました。レチノールはビタミンＡ（レチノイド）の一種で、皮膚のターンオーバーを促してコラーゲンを生成し、シワに効果があります。レチノイドにはいくつか種類がありますが、中でも特に効果が高いものは「トレチノイン」という皮膚科での処方が必要なものですが、レチノールであれば化粧品に配合できるため簡単に手に入れることができます。

目尻のシワがちょっと気になる、そんなときにレチノールが配合されたアイクリームなど、手軽に試してみてはいかがでしょうか。

シミに対してのスキンケア

シミに対してのスキンケアは、ズバリ「こすらない」こと。
シミの1つである肝斑《かんぱん》は、以前は紫外線が原因と考えられていましたが、最近では
こすりすぎが原因の1つであることが分かってきています。
自分は大丈夫、と思っていても、スキンケアを行う中で知らず知らずのうちにこすっているときがあります。

例えば、

・洗顔のときに顔をすすがずに洗顔料を直接つけている
・洗顔料を泡立てずに洗顔する
・化粧水をパンパンとたたいて浸透させるようにする
・指の力を入れてクリームを塗る

などです。思い当たることはありませんか？

スキンケアを行うときは、自分の顔を「桃」だと思って丁寧に優しく洗うように常に心がけてくださいね。

一方、すでにできてしまったシミには美白剤が有効です。いわゆる「美白化粧品」に配合される美白剤には、トラネキサム酸、ビタミンC誘導体、αアルブチンなどがあります。

化粧品は薬ではないので、「治す」ほどの効果は残念ながら期待できません。より高い効果を求めるときは、皮膚科で処方される高濃度のハイドロキノンがいいでしょう。

シミはレーザーをしなければ消えないと考えている人がいます。シミの濃さや大きさにもよりますが、レーザーなしでも美白化粧品を組み合わせてシミが薄くなったという方はたくさんいます。ポイントは、途中で諦めず根気よく継続することです。

また、シミの一番の原因は紫外線なので、スキンケアだけでなくもちろんUVケアも重要です。せっかく美白剤を使ってケアをしていても、UVケアを怠っていては意味がありませんよね。

生活スタイルによってもシミのリスクは大きく変わってきますが、一般的に濃いシミが目立って来るのは40代から。できるだけ早く、「シミ予備軍」段階からのケアが重要です。

ちなみに、紫外線の1つであるUVAは、シミだけでなく真皮のコラーゲンなどのタンパク質にダメージを与え、シワやたるみももたらします。

紫外線によって肌がダメージを受ける「光老化」という言葉は、ここ数年でかなり浸透してきたと思いますが、それでも晴れの日や夏以外の時期の紫外線ケアは、十分でない人も多いのではないのでしょうか。

もともと、私たちには紫外線で細胞がダメージを受けても修復する機能が備わっています。しかし、その能力は加齢に伴って低下し、修復の漏れが徐々に蓄積してシワやたるみの形成につながります。

主に日焼けをもたらすUVBと違い、UVAによるダメージはゆっくりじわじわと進行するため、注意していないと気がついたら手遅れになってしまいます。基本的なことですが、ダメージが蓄積する前に、早め早めの紫外線ケアがとても重要です。

ドクターおすすめの美白成分

特におすすめ

・ハイドロキノン　←効果㊢
・ビタミンC誘導体
・αアルブチン
・トラネキサム酸

Check　ハイドロキノンは皮膚科で処方してもらいます

おすすめ

・AMP　・エラグ酸
・カモミラ ET　・コウジ酸
・t-AMCHA《ティーアムチャ》　・プラセンタエキス
・マグノリグナン　・4MSK
・リノール酸　・ルシノール
・D- メラノ

40代女子のための紫外線対策

みなさんは、紫外線対策をどのようにしていますか？　紫外線が肌の老化の最大の原因であることを考えると、ただ日焼け止めを塗るだけでは不十分かもしれません。40代女子にはワンランク上の対策が求められます。

まず、夏など紫外線が強い日は化粧下地だけでなく、「SPF40以上」かつ「PA++++〜++++」くらいの強めの日焼け止めクリームをつける習慣をつけましょう。テクスチャーの違いなどから、化粧下地と日焼け止めがうまく重ね塗りできないときはあらかじめ手でミックスしてもオッケーです。

特に頬骨〜目元、首元は紫外線によるシミ、シワの原因になりやすい部位なので念入りに塗りましょう。

首にも紫外線対策が必要なのは、シワ予防のためです。首は他の部位と比べて皮膚が薄いため、シワやたるみができやすい傾向にあります。乾燥があると、それに追い打ちをかけてしまいます。

最近では、ただ紫外線をブロックするだけでなく、セラミドなどの保湿成分が配合された日焼け止めクリームもよく見かけます。日焼け止めクリームを選ぶときはＳＰＦやＰＡの表記と併せて保湿成分もチェックしてみてください。

最近では、「飲む日焼け止め」も普及しつつあります。そのほとんどは「ポリポディウム」というシダ植物の抽出物を配合しています。昔から使われている成分ですが、飲むサンスクリーン剤として有用だということも論文で明らかになっています。手軽にＵＶケアできるため、ずぼらな方にはおすすめです。

ただし、夏場などの紫外線の強い時期は飲む日焼け止めだけでは不十分です。朝はきちんと日焼け止めを塗り、午後に飲む日焼け止めを飲む、というようにうまく組み合わせて使いましょう。

最後に、紫外線対策において覚えておいていただきたいことがあります。それは、

「紫外線は肌にとってはデメリットが大きいけれど、実は身体にとってはメリットが大きい」ということです。

メリットの1つに、日光浴は寿命を延ばすことがあります。その効果は、たばこを吸っていても日光浴をしている人は、していない禁煙家と寿命が変わらないほどです。もう1つ、日光を浴びない人は肥満の割合が高いこともあげられます。このことから日光浴が代謝にも影響を及ぼすのではないかと考えられています。

日光とビタミンDの関係について、耳にしたことがあるでしょうか。

ビタミンDには免疫調節作用や抗炎症作用があり、肌に対してはバリア機能にも関係する大切なビタミンです。紫外線をカットすると、本来紫外線によって皮膚から合成されるビタミンDが合成されなくなってしまいます。

そういった面があるため、夏の紫外線の強い時期は気合いを入れて紫外線対策をする必要がありますが、冬は少しマイルドなUVケア、例えば買い物に少し出るときは化粧下地に含まれる程度のケアで十分です。

最近の学会でも、日常生活においては紫外線のダメージを受けやすい顔や首、手の甲~腕以外、例えば手のひらや足などは過剰にケアせず日光を浴びるように提唱しよという声も出てきています。

私も、紫外線の少ない午前中は子どもと散歩を兼ねて日光浴に外出しています。

ビタミンDは、特に現代の女性には不足しがちな栄養素と言われています。紫外線予防も重要ですが、その代わりに積極的にビタミンDが豊富な食材（魚類や干ししいたけなど）を摂取したり、ビタミンDのサプリメントを服用したりといった一工夫が必要です。

肌を守りながら、上手に紫外線と付き合っていきたいですね。

シーズンごとの日焼け止めの強さ

	SPF	PA
・夏（5～8月） ・海などの野外レジャー	40以上	＋＋＋ ～ ＋＋＋＋
・9～4月 ・普段の日常生活	15～40	＋＋ ～ ＋＋＋

肌の「菌活」、始めませんか

皮膚の常在菌には善玉菌と悪玉菌がいます。腸内の様々な菌が共存している様子が花畑のように見えることから「腸内フローラ」という言葉がありますが、肌の常在菌もこれと同様に「肌フローラ」と呼ばれています。

朝起きたときに何となくいつもより肌がゴワゴワする、ちくちくするということがある人は、もしかしたら「肌フローラ」に問題があるのかもしれません。

肌の常在菌の中でも「表皮ブドウ球菌」は皮膚の表面を弱酸性に保ち、紫外線のダメージや水分の蒸発などから肌を守る「善玉菌」としての働きを担います。

一方、「悪玉菌」の代表として「黄色ブドウ球菌」という菌があり、アトピー性皮膚炎の発症に関与している可能性が指摘されています。

善玉菌が減少すると、悪玉菌に対する抵抗力が弱まってアトピーなどのアレルギー疾患やニキビになりやすくなるだけでなく、皮膚のバリア機能が低下し、紫外線のダメージによるシミやシワ、また乾燥による小ジワやキメの低下の原因にもなってしまいます。

つまり、肌フローラが乱れ、善玉菌が減少するとエイジングを加速させてしまうのです。

それでは、「肌フローラ」を改善するには具体的にどういったことに気をつければいいのでしょうか。

最も重要なことは、「誤った洗顔やホームケアのピーリングはしない」ということ。誤った洗顔とは、必要以上に肌をゴシゴシこすって化粧を落とす、時間をかけて入念に洗うことなどです。

常在菌は皮膚の表面から0・02ミリ未満のごく浅い層に生息しており、その誤った行為によって善玉菌が簡単に減ってしまうのです。同じく、抗菌剤が配合されているようなスキンケア商品を使うと、悪玉菌と一緒に善玉菌まで殺してしまいます。

洗顔するときは、まず水やぬるま湯で軽く顔を洗ってから行うようにしましょう。また、このときに温度が高すぎると善玉菌だけでなく、皮脂も乳化して洗い流されてしまい、乾燥を招きます。温度は熱すぎず、冷たすぎずの40度前後がベストです。

また、自宅でのピーリングは中途半端に角質を傷つけ、肌バリアを壊してしまうので、避けていただいた方がよいでしょう。

また、汗を放置することも菌にはよくありません。

汗をかくこと自体は問題ありませんが、汗は放置するとアルカリ性に傾くため、弱酸性の環境で生息している善玉菌を殺してしまいます。皮膚がアルカリに傾くと、黄色ブドウ球菌などの悪玉菌が侵入しやすくなり、バリア機能の低下、乾燥と負の連鎖にはまってしまいます。

ですので、汗をかいたらなるべくすぐに拭き取るようにしましょう。

最近では、乳酸菌を直接肌に塗布することが、健康な肌の状態を保つことに有効かもしれないということが分かり、化粧品会社が乳酸菌を配合した化粧品を次々に発売しています。大手化粧品会社からも『「肌フローラ」を改善する』とうたった化粧品が販売されています。

「肌フローラ」を改善する化粧品には、直接乳酸菌が配合されているものや乳酸菌が産生する成分（乳酸菌発酵エキス）が配合されているものが多いです。また、これらが配合されていなくても、無添加をうたっている化粧品は善玉菌に優しく、肌フローラを整えることが期待できます。

それだけでなく、自分の善玉菌を取り出して培養して増やし、増やした善玉菌をまた自分の皮膚に戻すという少々斬新なやり方も、保湿に効果があることが報告されており、実際にすでに一部のクリニックでは、自費診療ではありますが治療として実施しているところもあります。

善玉菌を減らさないために、このような化粧品を使うことは1つの手段として有効だと思います。

とはいえ、まずは洗顔方法などを見直すことが「肌フローラ」改善への第一歩。肌の「菌活」を今すぐ始めることをおすすめします。

エイジングケアで間違えがちなスキンケア

スキンケアは、エイジングに関係なくシンプルに行うことが基本です。これまでにもスキンケアの方法について述べてきましたが、ここでもう一度、正しいスキンケアについておさらいしておきましょう。

洗顔料をすすぐときには、必ずぬるま湯で。ぬるま湯（35℃）とお湯（42℃）では時間が経過したときの乾燥の進み具合が異なります。高い温度のお湯の場合、表皮のセラミドが流出してしまってより乾燥が進んでしまうのです。

また、すすぎ後に5分以上経過すると水分が一気に蒸散してしまいます。歳を重ねるにつれてその傾向は一層大きくなるため、保湿は洗顔後すぐに行いましょう。

保湿は、顔だけでなく首にも行います。そのときは顔に塗る化粧水・乳液・クリームで問題ありません。首は顔よりもさらに皮膚が薄く、たるみやシワになりやすい部位。優しくリンパの流れに沿って耳元から鎖骨のくぼみの方向へマッサージしながらケアを行うと、むくみやたるみ解消にもなります（リンパマッサージについてはＰ１１４を参考にしてください）。

ここからは、スキンケアに関する注意点です。

エイジング化粧品の多くは、保湿成分が通常のものと比べて多く配合されている分高額ですが、だからといってケチって少ししか使わないと、十分に保湿されないだけでなく摩擦を作ってしまいます。

また、ピーリング剤が配合されている化粧品は、使用した直後には肌触りがよくなるため肌質が改善している気がしますが、表皮の一番表面の角層の一部をピーリング剤によって人工的にはがしとっているため、結果的に乾燥を招きます。エイジングによってただでさえ乾燥しやすくなるのに、ピーリングで追い打ちをかけてしまいます。

皮膚科で行うピーリングは、家庭用よりも高濃度のピーリング剤を使って、表皮全体に働きかけて皮膚の「再生」を促します。ターンオーバーを促進してコラーゲンなどのタンパク質の生成を増やす効果があり、シワやニキビに有効です。ピーリングはむやみに家で行わず、皮膚科で行う方がエイジングには効果的ですよ。

忘れてはならない

[オーラルエイジングケア]

#3

これまで、肌のエイジングケアを中心にお話ししてきましたが、忘れてはならないのが「オーラルケア（口腔ケア）」です。ファーストコンタクトの際、私たちは無意識にまずその人の目を、次に口元を見ると言われています。そのため、口元の印象は非常に重要なのです。

アメリカの矯正歯科医師が提唱した「Eライン」という横顔美人の基準があります。日本人では、横顔を見たときに鼻の先端と顎の先端を結んだラインに上下の唇がつくくらいが美しいとされています。このEラインよりも口元が前に出ている人は歯科矯正を行うことで美しいEラインが手に入れられます。

また、歯のホワイトニングも数万円程度で施術を受けられるようになりました。ホワイトニングをするだけで、見た目年齢が若返ります。ある意味、スキンケアでじっくりとエイジングケアをするよりも手っ取り早く若返られますよ。

また、40代女子が特に気をつけたいのはずばり「歯周病」。「口の生活習慣病」ともよばれ、原因には毎日のブラッシング不足だけでなく、不規則な生活習慣やストレス、活性酸素などもあげられます。日本人では45～49歳の8割以上に歯周病の所見があると報告されており、特に歯周病になりやすい年代です。

意外に思われるかもしれませんが、歯周病は見た目にも大きく関わってきます。歯並びは、歯周病によっても変わってくるため、せっかく矯正をして歯並びを良くしても、歯周病で台無しになってしまう可能性があるのです。

歯周病予防には、食生活も重要です。糖化で産生されるＡＧＥは歯周病のリスクにもなることが明らかになっています。必ずしも「歯周病がある＝ＡＧＥが高い」というわけではありませんが、１つの目安になります。

他にも、加齢によって歯茎が色素沈着で赤黒くなると老けて見える原因になりますが、歯茎の掃除やブラッシングの指導を受けることで歯茎はピンク色に変わりますし、クリニックで漂白する方法もあります。いずれにせよ、歯の定期健診も重要だといえます。

スキンケアと比べると意外と知られていない「オーラルエイジングケア」。まずは歯科検診から始めてみましょう。

Lesson 3

「肌に差がつく」生活習慣のポイント

あなたの「極上肌」への道のりは近い？

肌の状態がある程度把握できたら、あとは極上の肌を手に入れるために実践あるのみです。

極上肌は、心がけ次第で誰でも手に入れることができます。ただし、そのためにはスキンケアだけではなく、生活習慣の見直しが不可欠です。

なぜなら、レッスン1でお話ししたように、エイジングケアのカギは「ターンオーバー」「糖化」「ホルモン」の3つで、これらはいずれも生活習慣に大きく影響されてしまうためです。これらの要素は特に40代以降で大きく個人差が生まれますが、いずれもちょっとした生活習慣の見直しによって軌道修正が可能です。

そこで、本章では、40代以降も肌を美しく保つために重要となってくる生活習慣について見ていきたいと思います。

肌をきれいに保つ生活習慣は決して難しいものはありません。しかし、残念ながら知らないと正反対の行動をしてしまいがちです。あなたも知らず知らずのうちに極上肌とはほど遠い生活をしているかもしれません。

そこで、生活習慣において大切なことを改めて意識するためにも、まずは次のチェックリストを試してみてください。

- [ ] 夏のみＵＶケアをしている
- [ ] 最近イライラすることが多い
- [ ] 表情が以前より乏しくなったと思う
- [ ] メイク法やスキンケアをしばらく変えていない
- [ ] 朝食を抜くことが多い

- [ ] 野菜はあまり食べない
- [ ] ケーキなどの甘いものをよく食べる
- [ ] 運動する習慣が特にない
- [ ] 寝る前にスマートフォンを30分以上見る
- [ ] 深夜まで起きていることがよくある

いかがでしたか？　10項目のうち、半分以上当てはまるという方は要注意です。

ただ、私自身も30代からかなり生活習慣を変えたのですが、それでもチェックリストのうち該当するものが実はいくつかあります。分かっていてもなかなか行動することが難しいですよね。

しかし、いくらスキンケアに気をつけていても、極上肌とはほど遠いライフスタイルでは意味がありません。私は、極上肌を目指すためのバランスとしては「スキンケア3：生活習慣7」だと考えています。

最近、嬉しいことに肌を褒められる機会が増え、スキンケアについて聞かれることがよくあります。反対に、どのようなスキンケアをしているかと尋ねると、みなさんそれぞれのスキンケア法についてはすらすら答えられるのですが、生活習慣で何か気をつけていることはあるかと聞いてみると答えられない、ということが多いです。

実際に私の場合、スキンケアは本当にシンプルで、それよりも身体を動かしたり食べるものにこだわったり、生活習慣の方にずっと気を使っています。

そして、そのことは歳を重ねれば重ねるほど、「見た目年齢」に大きな影響を与えると確信しています。

生活習慣は、ちょっとした意識の違いでいつでも軌道修正することが可能です。今からでも遅くはありません。いつまでも「極上肌」でいるポイントを押さえていきましょう。

40代のためのメイク法

これまではスキンケアを中心に、若々しい見た目を保つためのメソッドをご紹介してきましたが、忘れてはならないのは「メイク」です。

実は私もそうなのですが、何年も漫然と同じメイク法でやり過ごしているという方は多いのではないでしょうか。

メイクは、普段よりも自分を美しく見せてくれるツールの1つですが、同時に人に見せたくないところを隠したり、目立たなくさせたりすることも可能です。年齢を重ねるにつれて、どうしてもたるみによってほうれい線が目立ってきてしまったり、目尻や口角が下がってきてしまいますが、これをうまくカバーしてくれるメイク法は知っていて損はありません。

40代の女性にとって特に重要なのはベースメイク。ベースメイクによって自然な血色やツヤや透明感のある肌を作ることで、一気に印象が若々しくなるからです。反対にファンデーションのみでカバーしようと思うとどうしても厚塗りになり、表情が不自然になってシワが余計に目立ってしまいます。

ベースメイクの具体的なポイントとしては次のようなものがあげられます。

・下地は顔色を明るくするものとカバー力があるものの2種類を使う
・コンシーラーは極力使わない。使うなら固めのものを
・パウダーよりも水分を多く含むリキッドを使う
・仕上げに細かい粒子が入った粉を使う

さらに言うと、アイブロウやリップなどのポイントメイクでは明るい印象を作ることが重要です。特にライナーは、若い頃と同じラインで引いてしまうと老けて見えてしまいます。

年齢に応じたメイクにシフトして、若々しい印象を作っていきましょう。

Base Makeup

[ベースメイク]

エイジングメイクでは、ベースメイクの保湿も重要。潤いによってキメが整うだけで若々しく見られます。ツヤ、透明感、自然な血色を意識して。

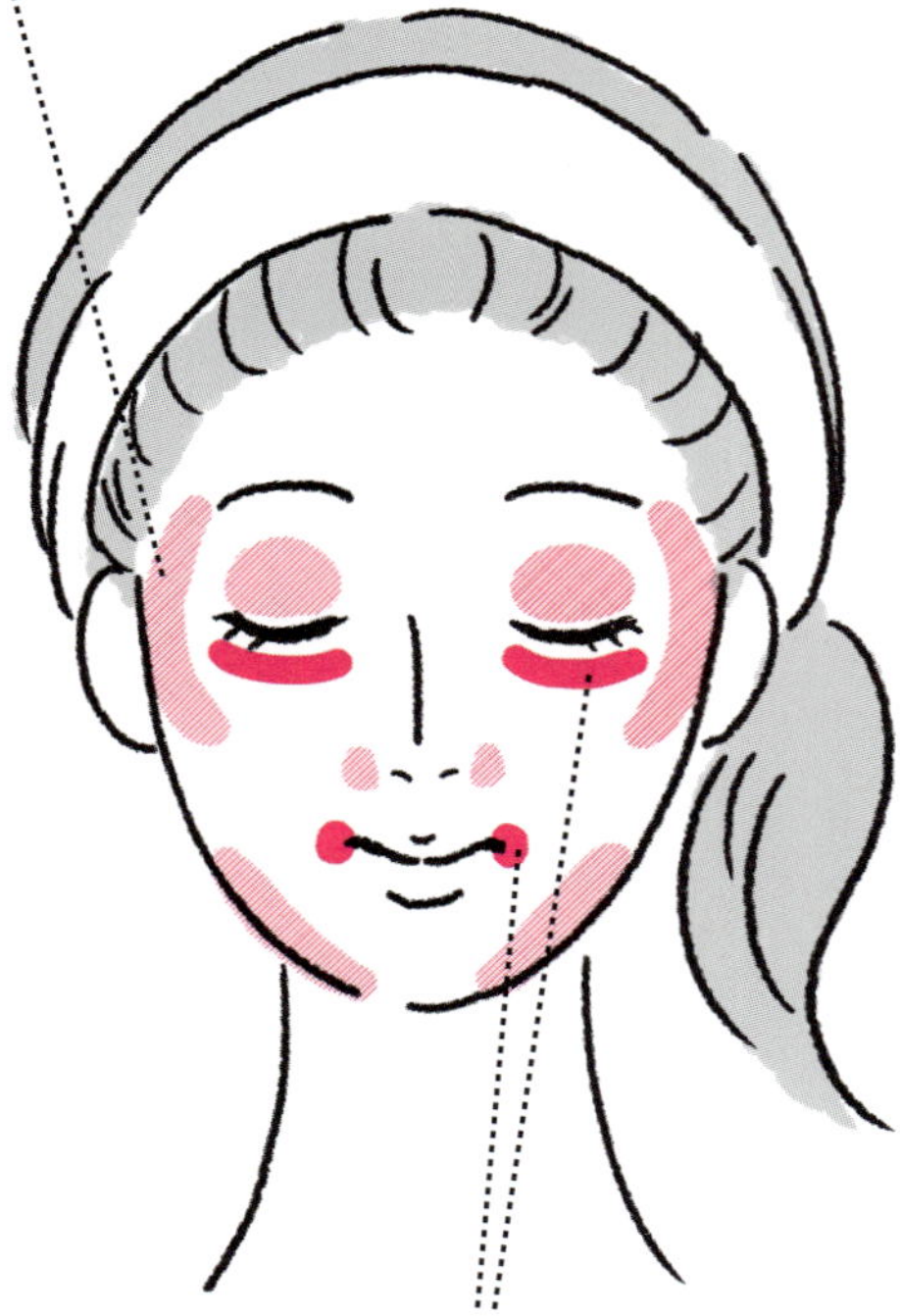

①アイホール・フェイスライン・鼻の横はカバー力のある下地を重ねる
②クマ・くすみ・赤みが気になる場合はこの部分にも下地を

1. まずはしっかり保湿！

化粧水・クリームで顔全体を保湿します。鼻やTゾーンにもきちんと行き渡るように。クマが気になる人は、クリームを塗るときにこめかみに向かって外側にマッサージを兼ねて行うとむくみも取れてすっきりします。

2. 下地は２タイプを併用する

まず、色のないもの（または薄いピンク）を全体に塗ります。

そして、アイホールやフェイスライン、鼻の横（イラスト①部分）にカバー力のある下地を。色は、くすみが気になる場合はピンク系、赤ら顔やシミが気になる場合はイエロー系がおすすめです。目の下と口角（イラスト②部分）はクマ・くすみ・赤みが気になるようでしたら追加して重ねてください。

3. ファンデーションはリキッドを

40代女子が使うべきファンデーションは、ずばり「リキッドタイプ」のもの。水分量が多く、肌になじみやすいのです。保湿成分が入っているものならばさらに◎。全体に薄く、スポンジを使って伸ばさず押さえるようになじませます。ただ、オイリー肌の人はリキッドよりパウダータイプが適しています。

眼の下のくすみが気になる場合は、コンシーラーではなくパウダーファンデーションがおすすめ。

4. 仕上げは粒子の細かい“粉”で

仕上げに、粉をパフかブラシで全体に。スポンジを使うと厚塗りになってしまいます。オイリー肌の人は、パウダータイプをつけてから粉で仕上げましょう。

Eye Makeup

［アイメイク］

大人女子のアイメイクは、「シンプルだけどキチンと」が鉄則です。
使うコスメの質感や色を意識しましょう。がんばりすぎに注意。

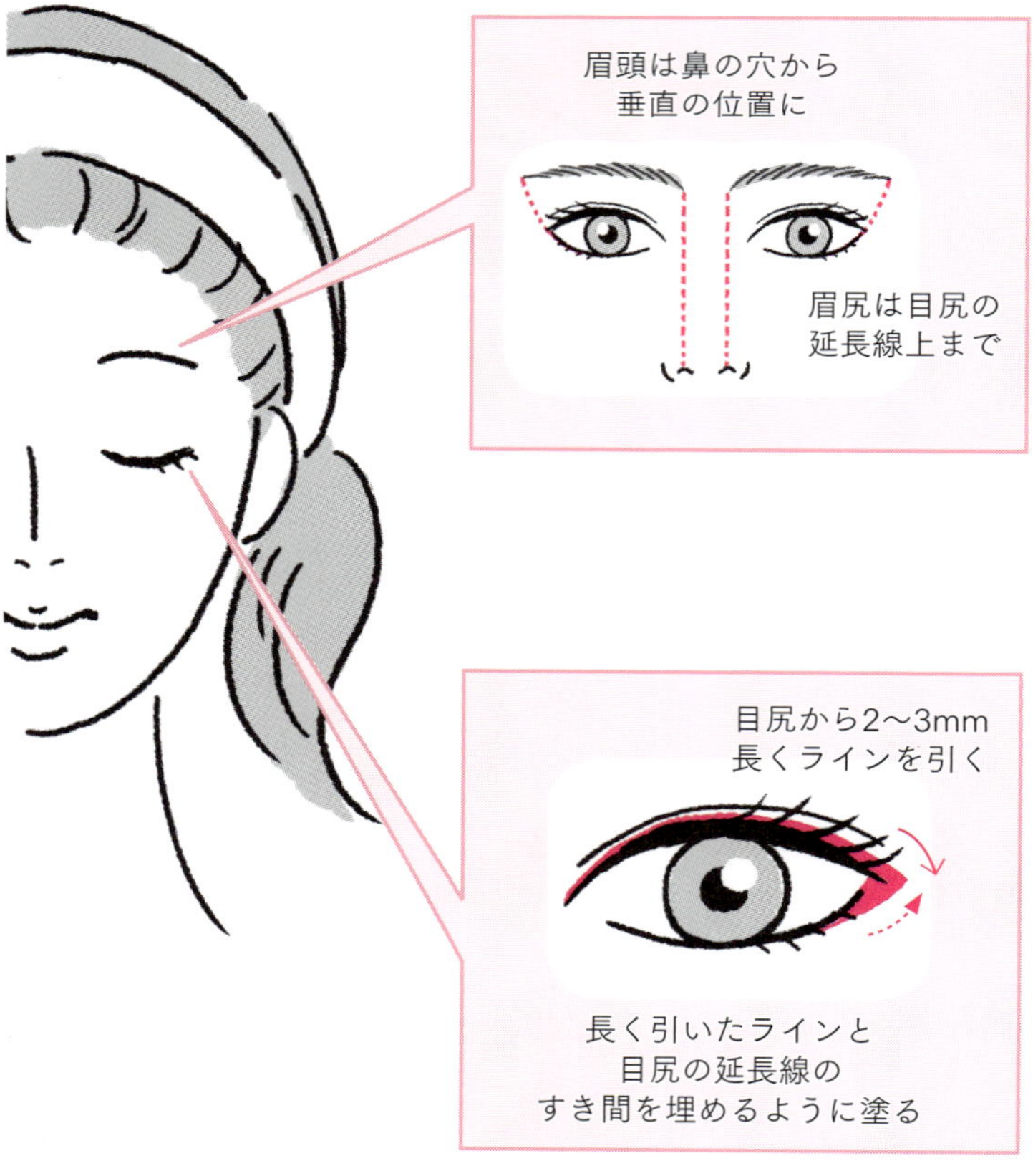

5. アイシャドウはクリームタイプを

アイシャドウはクリームタイプが断然おすすめ。なぜかというと、目元にツヤ感が出せるからです。パウダータイプはシワになりやすいのであまりおすすめしません。

アイホール全体に明るい色を置き、二重幅にあわせて一番濃い色を(一重の人はアイホールの半分ほど) 塗ります。これだけでＯＫ！

6. アイラインの塗り幅がポイント

目頭から目尻にラインを引き、上まぶたの目尻の延長線から２～３mm ほど長くラインを延ばします。続いて、先ほどの目尻ラインとのすきまを埋めるように塗ります。キャットラインを伸ばしすぎないのが◎。色は焦げ茶くらいがちょうどいいですね。

7. マスカラは下地を忘れずに

マスカラを塗るときは、必ず下地を使うようにしましょう。まつ毛がコーティングされるとボリュームが出るだけでなく、まつ毛を保護することにもなります。あとはボリュームタイプで仕上げを。

8. 眉尻は下げ過ぎない

まずペンシルで眉山～眉尻を書き足します。「眉尻の位置は、小鼻と目尻の延長線上に」と聞いたことがありませんか？　それは20代のメイク方法。大人女子は、「目尻の曲線の延長線上」にしましょう。

最後に髪色より少し明るい色のパウダーで輪郭をぼかして。輪郭がはっきりしていると眉間のシワのように見えてしまいます。

Point Makeup

[ポイントメイク]

パーツの見せ方ひとつで、表情はぐっと明るくなります。
ちょっとしたコツを覚えてより輝くメイクに仕上げましょう。

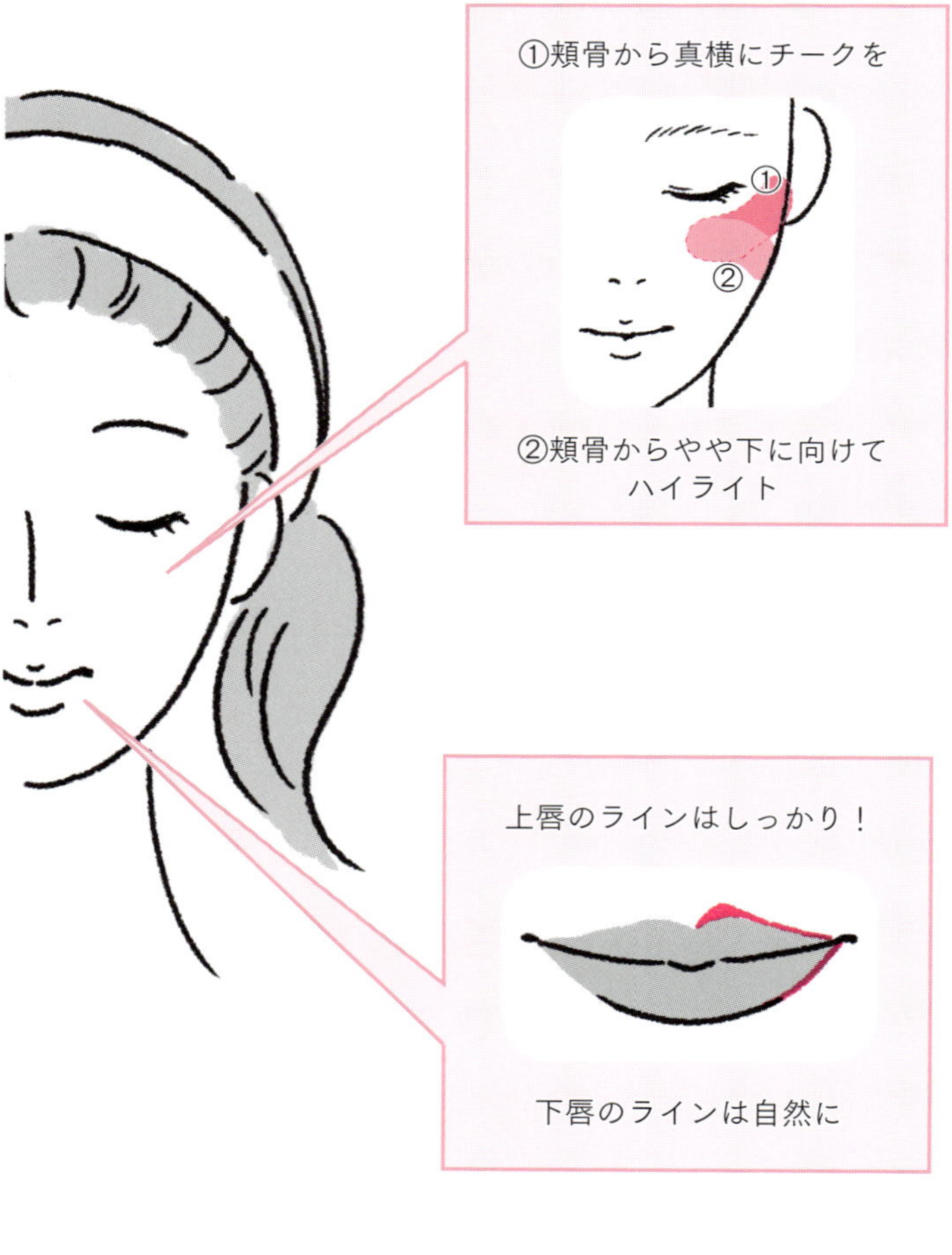

9. リップは質感と色でマットに

大人女子が使うべきリップは、ずばりローズ系のマットな質感のもの。上品なツヤ感を出すのにマストなアイテムです。

唇もしっかり保湿をしたあとで、口角から、上唇のラインはややオーバーにしっかり引き、唇の山を際立たせます。下唇は、唇のライン通りに。

10. クマやくすみもチークでカバー

ピンク系のチークを頬骨から真横に、耳の方向へ敷きます。クマや血色の悪さ、頬骨の低さに悩んでいる人は、眼の真下にも軽く乗せるとカバーできますよ。オレンジ系のチークは肌がくすんで見えてしまうので避けましょう。ハイライトを入れるときは、白っぽいピンクを頬骨からやや下方向にブラシで入れます。

11. ハイライトは必要に応じて

ハイライトは必須ではありませんが、顔が疲れて見えたり、表情が下がっているときなどは、部分的に目の下、目尻、口角に乗せるといいでしょう。

[メイク直しのコツ]

テカリの原因である余分な皮脂を、ティッシュで押さえて取ります。あぶらとり紙は固く摩擦が増えるのでNG。次にスポンジを使って、パウダーファンデーションまたはフェイスパウダーを押さえるように乗せます。このときに、メイクアップのときよりワントーン暗い色のものを使うと厚塗り感がなくなります。

エイジングケアのために取り入れるべきフェイシャルマッサージ

レッスン1で、たるみには「真皮のタンパク質（コラーゲン・エラスチン）に対するアプローチ」「皮下脂肪に対するアプローチ」「表情筋に対するアプローチ」「骨に対するアプローチ」の4種類があることをご紹介しました。真皮に対するアプローチとしては、何よりも紫外線対策が重要でしたね。

次に真皮以外へのアプローチとして、皮下脂肪に対するアプローチにフォーカスしてみたいと思います。

皮下脂肪は皮膚の一番深い層なので、化粧品など皮膚表面からのアプローチでは残念ながら有効成分が届きません。

皮下脂肪の量は、ＢＭＩとの相関性が高いことが分かっています。ということは、ずばり「ダイエットをして体重を減らすこと」が一番確実な方法です。

しかし、この歳になるとなかなか簡単に体重は減らないですよね。美容皮膚科の領域では、ＢＮＳＬなどの脂肪溶解の注入療法が、手軽に受けられる施術として近年人気になってきています。

美容皮膚科はハードルが高いと感じる方には、家でもできるようなフェイシャルマッサージはいかがでしょうか。マッサージについては、たるみなどに効果があるかどうか医学的に検証された論文はほとんどありませんでした。

しかし最近、指を使ってリンパの流れに沿って行うオーソドックスなフェイシャルマッサージが、フェイスラインやたるみを改善する可能性がある、という報告があり注目を集めています。

マッサージは皮下脂肪、および表情筋の両方に働きかけます。このときに、ホットタオルなどを使って温めて行うとより効果的です。

マッサージを行うときは皮膚の表面をただ触っているだけでは意味がありません。皮下脂肪およびその下の筋肉を意識して行うことがポイントです。ただし摩擦にならないよう、必ずクリームやオイルを使ってくださいね。
私は、夜のスキンケアの最後のクリームと朝の化粧下地のときにリンパ節の部位を指で少し圧をかけて流すようにしています。ささいなことですが、それだけでも自分では分かるくらいには見た目が違ってきますよ。

リンパマッサージのしかた

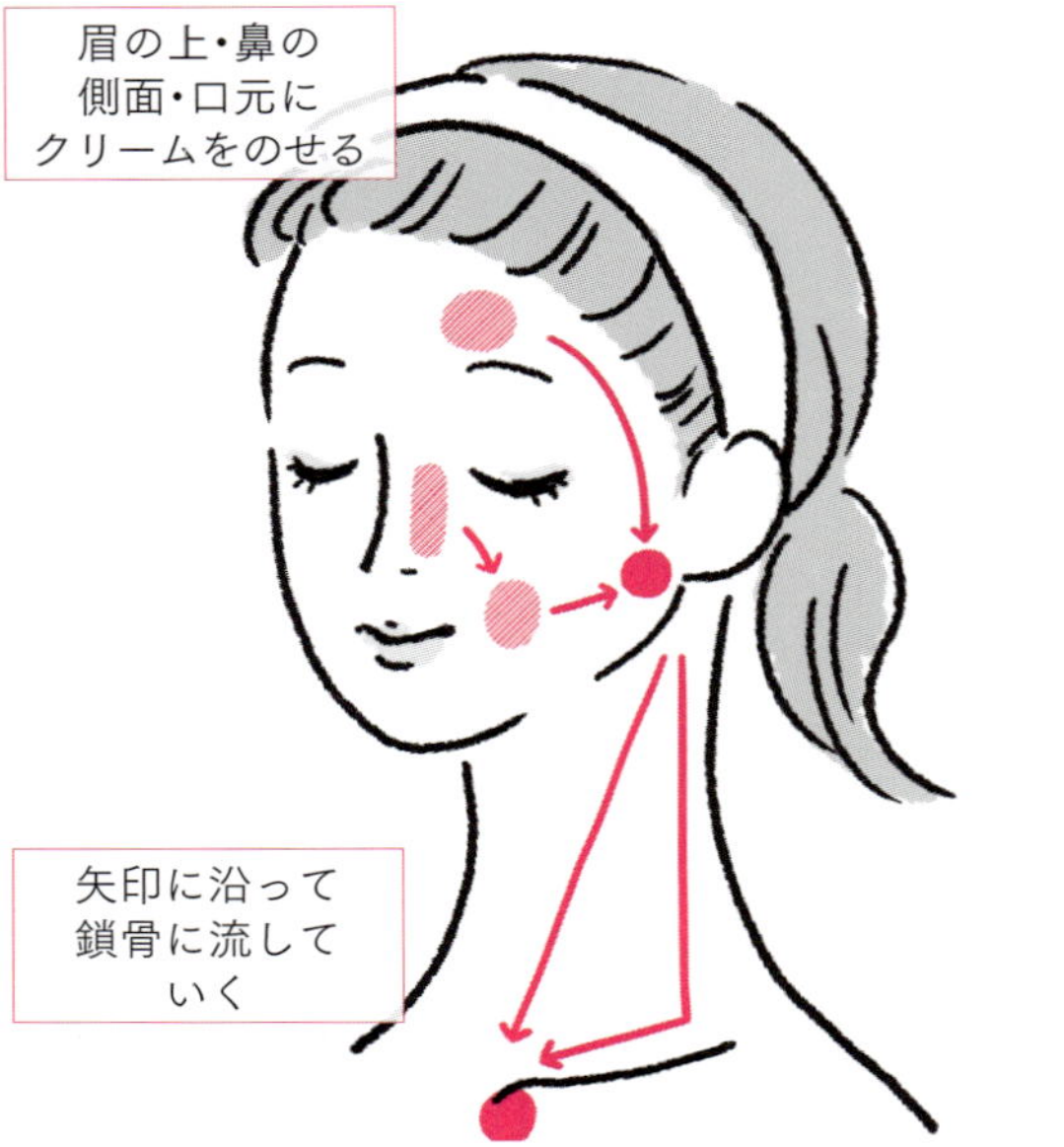
眉の上・鼻の
側面・口元に
クリームをのせる
矢印に沿って
鎖骨に流して
いく

加齢に伴って多くの人が、若いときよりも表情が乏しくなり、それだけで老けてみえてしまうという傾向にあります。常に口角が上がっているように意識するようにしましょう。他人からの印象もアップしますし、たるみ予防にもつながって一石二鳥です。

顔の筋トレ始めませんか

たるみのアプローチの1つに、「表情筋へのアプローチ」がありましたね。

顔の筋肉である表情筋は、使わないとボリュームが低下してハリの低下、ひいてはたるみの原因になってしまうため、年齢を重ねるほど表情豊かでいることが重要です。しかし実際は、人前に出る仕事などでない限り、常に表情筋を使うことは難しく、意識しないとなかなか鍛えることはできません。

今回は、実際に海外の論文で若返り効果が認められた顔の筋トレ『Happy Face Yoga with Gary Sikorski』から、目の下のたるみ、首のたるみ・シワ、頬・顎のたるみ、フェイスラインの4つにアプローチする「顔トレ」をご紹介します。

継続して行うことで見た目年齢が数歳は若返ると言われています。地道ではありますが気軽に、そしてタダで行うことができる顔の筋トレ、ぜひ実践してみてください。

1日
3セット

Eye bag remover

[目の下のたるみ]

目の下のたるみが解消されると目元が華やかな印象に。
目の下の筋肉を意識しながら行いましょう。

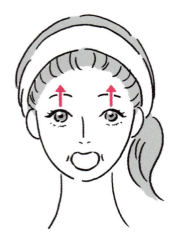

①口を大きく「お」の形に開き、唇で歯を包み込むように内側に折り返す

②顔は動かさずに、目線だけ斜め上に向ける

③そのまま人差し指・中指・薬指の3本の指を頬骨の上にあてる

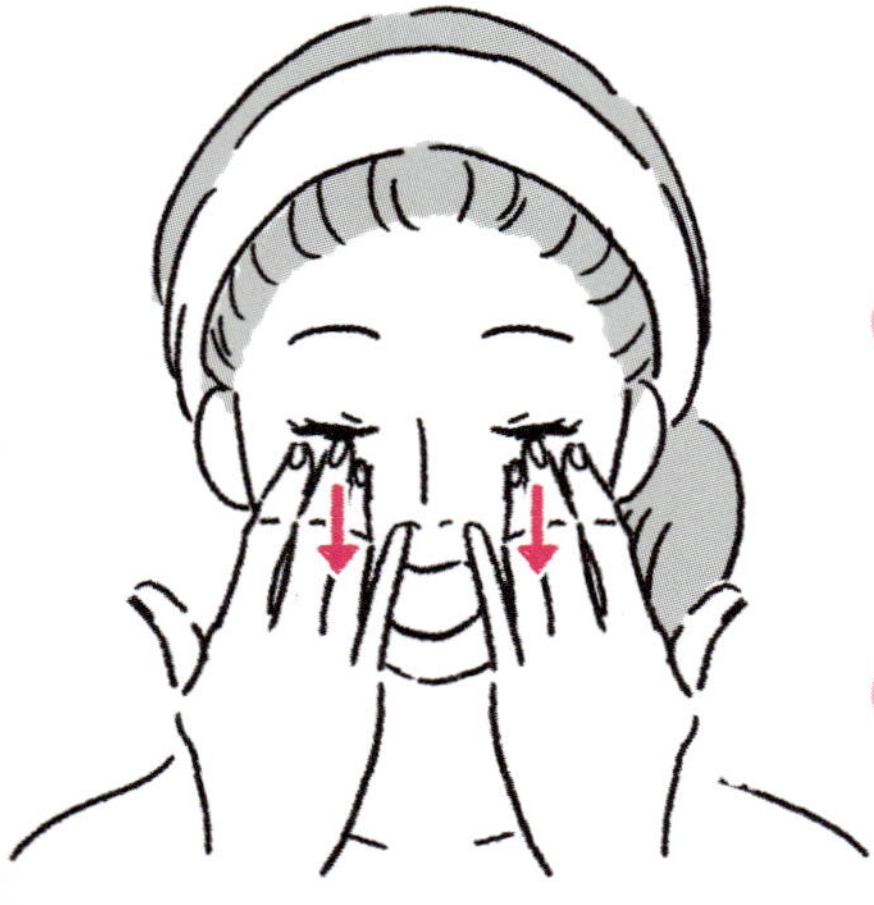

④3本の指で下まぶたを下に引っ張りながら、目をきつく閉じる。このとき、指の力に反するように目の下の筋肉に力を入れる

⑤目をゆっくり開ける。
目の下の筋肉を意識しながら、目の開け閉めを10回繰り返す

⑥最後に目を閉じたら、20秒間目を閉じて筋肉が伸びるのを感じる

Neck smoother

[首のシワ、たるみ]

普段あまり意識しないけど、首にも筋肉があります。
顎から鎖骨にかけて全体的に動かしてみましょう!

1日 2セット

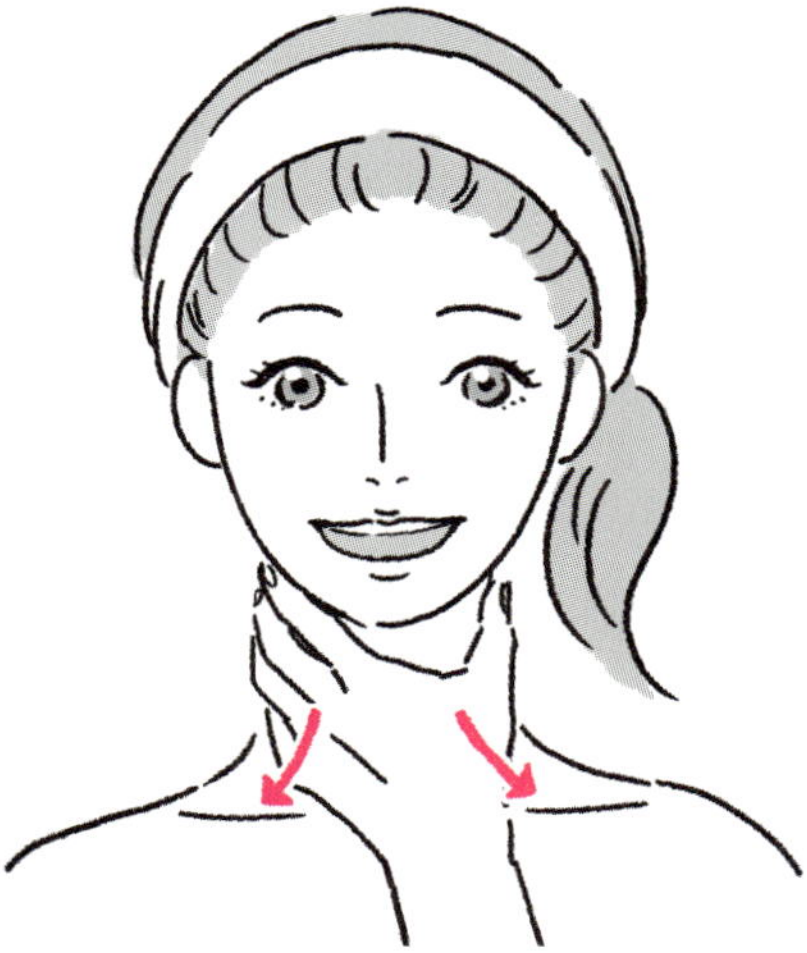

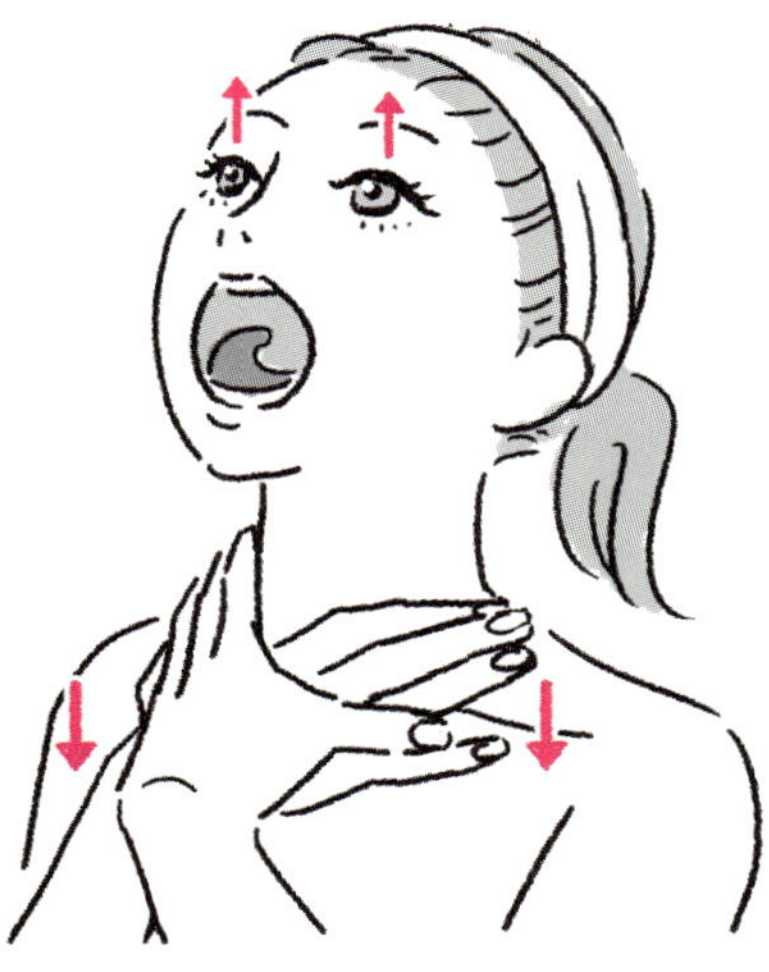

① 口を「え」の形にして笑顔をつくる

② 片方の手を首にあて、首の筋肉を軽くつまむようにしながら鎖骨までなで下ろす

③ 鎖骨まで下ろした手にもう片方の手をかぶせ、鎖骨に軽く圧をかける

④ 両手をしっかりと鎖骨の上にのせた状態で軽く頭を後ろに倒し、下顎を伸ばすように口を開く

⑤ 舌の先端を上顎に向かって丸め、深呼吸をし、笑顔をキープしたままこの姿勢を保つ

Happy Cheeks Sculpting

1日
3セット

［頬のアプローチ］

お悩みの人が多いであろう頬のたるみ。
口元の筋肉も使うことで、頬全体が引き締まります。

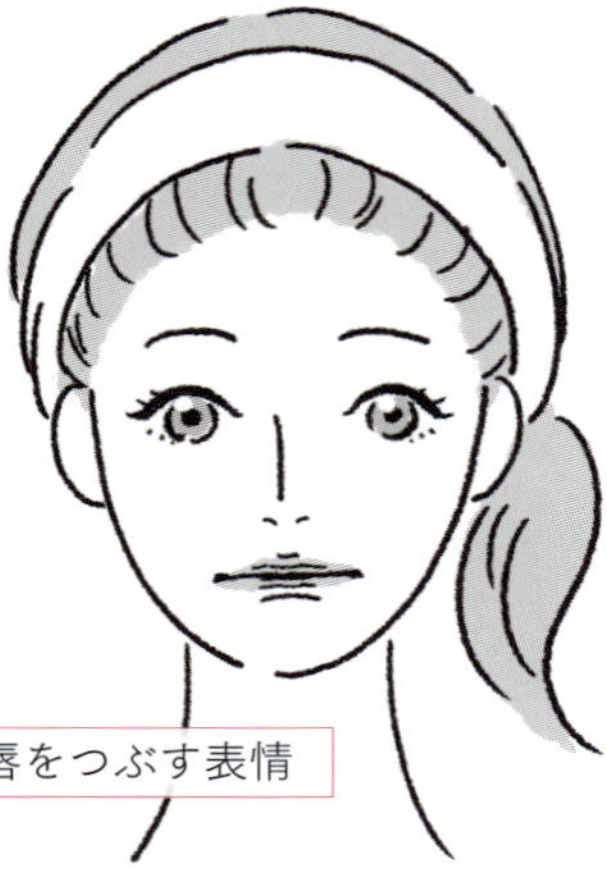
唇をつぶす表情

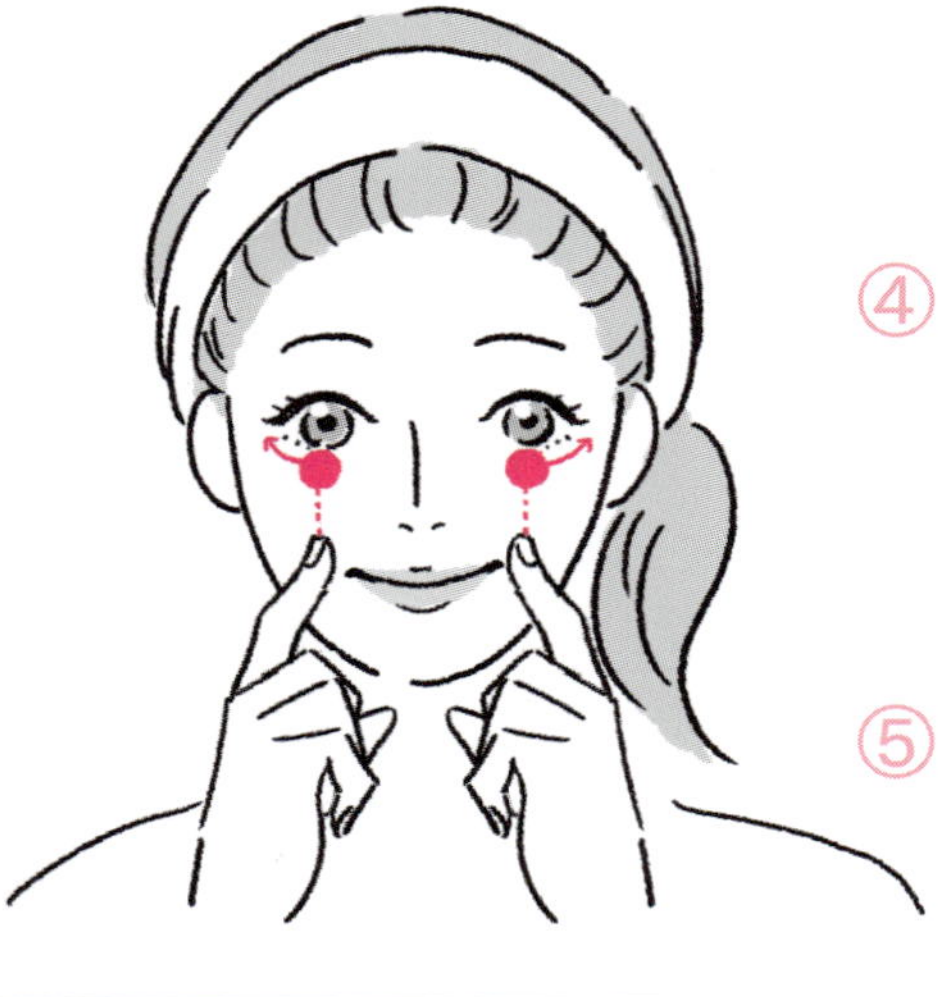

① 口を閉じた状態で笑顔を作り、唇をつぶすような形でできるだけ外に押し出す。
☆このとき、しっかりと口角を上げて口角周りの筋肉が固くなっていることを確認する

② 両手の人差し指を口角の上におく

③ 人差し指をしっかりと押しながら頬骨に向かって指を垂直にスライドさせていく。しっかりと押して頬の筋肉を押し上げるように！

④ 頬骨から、筋肉をしっかりと持ち上げたまま目尻の下の方へ指を移動させる。
☆上までスライドさせすぎず、頬骨の上端でとどめる

⑤ 中指を人差し指に重ねて、20秒押す

Lower Face firmer

[フェイスライン]

1日 3セット

輪郭に関係する顔の下半分のストレッチです。
継続的に行うことで、顔がすっきりして見えますよ。

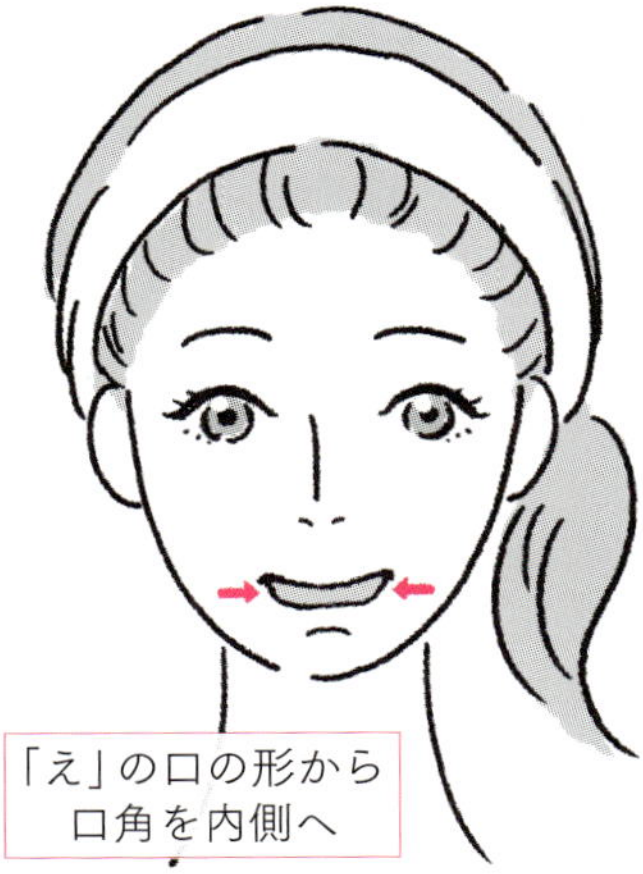

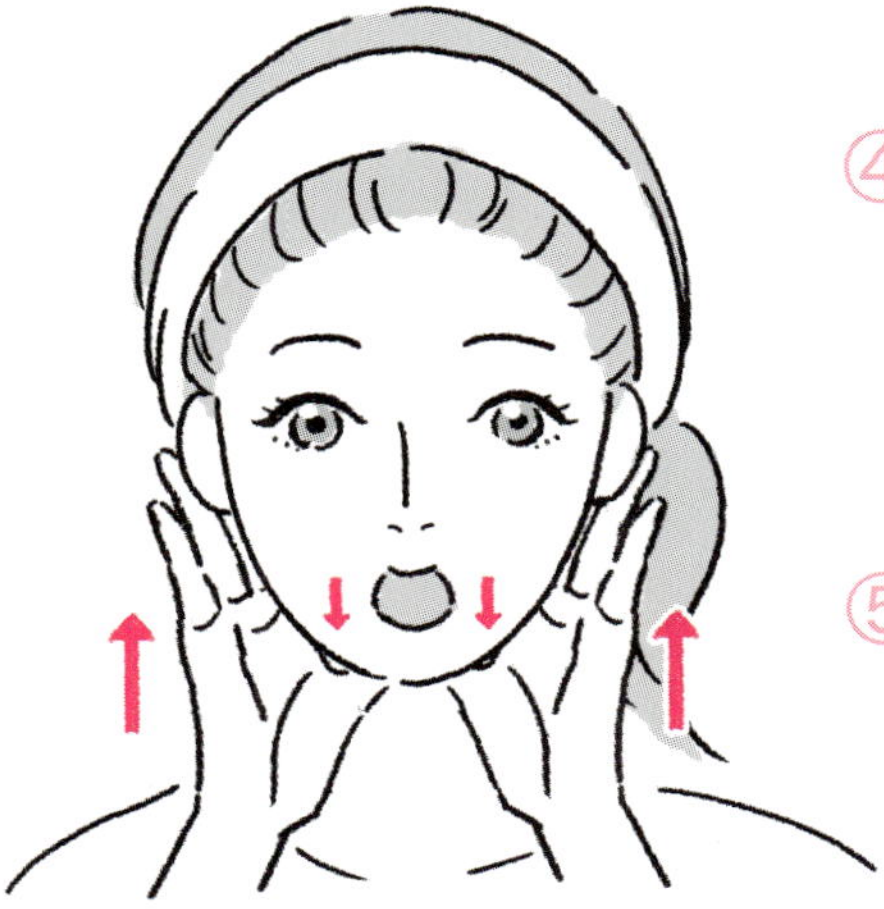

① 口を「あ」の形に大きく開け、顔のすべての筋肉の力を抜く

② 次に口を「え」の形にし、唇で歯を包み込むよう内側に折り返す。このとき口角の筋肉が固くなっていることを確認する

③ 下唇を歯の内側へさらに折り込み、筋肉を顔の中心に集中させるイメージで口角を内側へ近づけていく

④ 両手の親指の腹を付け根からしっかりと顎の下へ当てる。ただそえるのではなく、親指で顎の骨の筋肉を上へ押し上げるように！

⑤ 口角を内側へ引きつけながら、親指の力に反するようにゆっくりと下顎を下ろす。この状態で20秒保つ

流行りの美容器具、これって効果あり?

少し前から、家でも気軽にできる「美容家電」が増えましたね。私が学生の頃には保湿スチーマーが流行り、その後、美顔ローラー、炭酸イオン、美顔器といったあたりでしょうか。これらの美容家電の効果は、実際のところどうなのでしょう。

一言で言うと、「美容家電は使い方次第」です。つまり、効果を出すか出さないかは家電そのものでなくあなた次第ということです。

例えば、保湿スチーマーの場合、当てすぎはNGです。肌の水分はスチーマーを当てれば当てるほど保湿できるわけではありません。反対に、当てすぎるとサウナと同じで皮膚から水分が蒸発しやすい状態になってしまい、その後にしっかり保湿ケアをしないとかえって乾燥してしまいます。当てるのは5分程度に留めて、当てた後にできるだけすぐ保湿ケアを行いましょう。

イオン導入などの美顔器は、その後の化粧品のツケ心地が変わったという方が多いですが、本来の目的は肌に有効成分を効率的に届けること。そのため、美容液など有効成分を含む化粧品とセットで使用する必要があります。せっかく美顔器を使っても、その後のケアがおろそかになってはあまり意味がありません。

美顔器の出力やその効果などは、クリニックのものと比べて家庭用のものの方が低いのは事実です。いずれにせよ継続して使用することが重要です。

また、たるみに対して人気の美顔ローラーですが、残念ながら、美顔ローラーは皮膚の表面から刺激するため、たるみに効果的にアプローチすることはなかなか難しいです。表情筋を鍛えるのであれば、ローラーやマッサージよりも筋肉に直接負荷をかけるようなエクササイズの方が有効です。

しかし、ローラーによってリンパの流れを良くし、血流をアップさせることは可能ですので極上肌になるためのツールとしては有効です。

ただ、そのときも必要以上に力を加えすぎたり、クリームなどで保湿を行わずに使ったりすると、摩擦を作ってかえって肌に負担がかかってしまいます。美顔ローラーはやる前に必ず保湿をし、少し圧を感じるレベルで優しくコロコロ転がしましょう。

また、たるみに効く美容機器として、横長のバーに付いたマウスピースを口に咥えて、バーを上下に振る機器を最近目にします。

このようなマウスピース型の器具は表情筋の中でも口輪筋《こうりんきん》という筋肉に負荷をかけてたるみ予防への効果が期待できます。舌回しエクササイズやマウスピースを使った器具と、美顔ローラーなどによるリンパマッサージを組み合わせることで、より効果がアップしますよ。

最近では、毛穴に詰まった角栓を取るような美容家電も目にします。

角栓を取るというものでは従来毛穴パックがありますが、毛穴パックはパックする成分を毛穴に入れるときにどうしても毛穴が広がってしまい、結果として毛穴が目立ってしまうため、あまりおすすめはできません。

その点、最近の角栓除去の機器では、毛穴よりも小さな噴射口から水流を送って角栓を除去するため、毛穴パックよりも毛穴が広がるリスクは低いでしょう。使用頻度に気をつけて使えば、特に毛穴の黒ずみが気になる方は試す価値はあると思います。

運動とアンチエイジング

「アンチエイジングに運動がいい」と聞くと、メタボなど内科的なことだけに有効なイメージがあるかもしれません。しかし、それだけではなく、運動は見た目年齢的にも効果があります。

すでにお話ししたように、見た目年齢は血管年齢に比例します。血管と肌は直接関係がないような気がしますが、肌のハリやクマ、キメなども血管が若々しい人と老けている人とでは40代を過ぎる頃には大きな差が出てくるのです。

血管年齢を老けさせてしまう原因には、コレステロールなどの「脂質異常」やメタボ、喫煙など様々ありますが、その中でも忘れてはならないのはやはり「糖化」です。糖化が黄ぐすみやシワ、たるみなどあらゆる老化サインをもたらしてしまうことはお話ししましたね。

糖化は全身で起こります。糖化によってできる老化物質ＡＧＥは、大きく分けて「たばこや食事に含まれるＡＧＥ（3割）」と「身体の中で作られるＡＧＥ（7割）」に分かれます。

つまり、ＡＧＥを予防するためには食事ももちろん大事なのですが、実は食事以外でのケアが非常に重要で、その1つが「運動」なのです。実際に、運動を継続することによって肌が若返ることが報告されています。

運動がアンチエイジングにいいもう1つの根拠は、「骨の萎縮が見た目年齢に影響する」ということです。ＡＧＥが蓄積して頭蓋骨が萎縮してくると、たるみの原因となってしまうのでしたね。ある研究では、閉経前の20～40代の骨量がその後の骨の脆さにつながる、ということが指摘されています。糖化に対して運動が効果的だということは先に述べた通りですが、もう1つの骨の老化の原因である「骨粗しょう症」に対しても、運動が大切です。血管の若返りにも若々しい骨の維持にも効果的です。

しかし、運動がアンチエイジングにいいと分かったところで、なかなか運動する時間がない、という人が多いですよね。

理想の運動のスタイルは、「週に2〜3回、30分程度で適度に」と言われています。運動と聞くとランニングや水泳などがイメージされるかもしれませんが、お皿洗い、お風呂掃除などの家事も、実は立派な「運動」の1つなのです。特に、食後の家事がAGE予防に効果的と言われています。

こういった活動は「NEAT（Non Exercise Activity Thermogenesis）」と呼ばれ、特別な運動以外の「立つ」「座る」「歩く」ことで消費するカロリーを指します。注目していただきたいのは、痩せている人と太っている人とではNEATの差によって1日の消費カロリーが350〜500kcalも違ってくるということです。

食後にソファでゴロゴロしている人は少し意識を変えて、積極的にお皿を洗ったり掃除をしたりして、ちょこちょこ動くようにしましょう。些細なことでも身体を動かしフットワークを軽くすることがポイント。これがダイエットだけでなくアンチエイジングにもつながります。

最近では、万歩計のスマートフォンアプリなどもたくさんあります。ゲーム感覚で自然と動く時間を増やすきっかけになるのでおすすめですよ。

忘れてはならない

#4 [ネイルケア]

ネイルサロンで爪をきれいにしてもらうと気分が上がりますね。ただ、ご存知の通りジェルネイルやマニキュアなどは爪には負担になります。

爪は、主にケラチンというタンパク質でできている皮膚の一部です。そのため皮膚と同様、年齢を重ねるにつれて爪も老化していきます。

爪の老化現象の1つが「縦線」です。これは皮膚でいうシワにあたり、表面がでこぼこして割れることもあります。ヤスリで磨くと目立たなくはなりますが、そのままでは結局新しく生えてくる爪も縦線ができるため、ずっと磨かなくてはなりません。

また、男女ともに加齢によって爪は厚くなりますが、女性の場合は40代になると徐々に横ばいになり、磨き続けると薄くなり縦に割れやすくなってしまいます。

縦線の進行の原因は「乾燥」です。乾燥していると爪の3層構造の間に空気が入り込み、いわゆる「二枚爪」の原因にもなります。

爪も肌と同様に、保湿ケアが必要です。ケアはハンドクリームを使えば十分で、ポイントは、爪の付け根をマッサージするように保湿すること。爪の付け根には爪を生やす指令を送っている「爪母《そうぼ》細胞」があり、ここに十分な栄養を送ることが重要だからです。もちろん肌と同様、健やかな爪のためにもタンパク質やビタミンA、B群などの栄養をしっかりとることが大切です。爪は血流の末端にあり、冷えやストレスで血流が悪くなると十分に栄養が届かなくなるため、血流ケアが重要なのです。

もう1つ、女性で増えるのが足の巻き爪です。巻き爪は爪が弯曲《わんきょく》してその端が食い込むことで痛みが出ます。ハイヒールを履いたり、歩き方のクセによって巻き爪が悪化してしまうことも少なくありません。

巻き爪の場合、肌に食い込んでいる部分の爪をさらに切るのはNGです。巻き爪はまず爪を伸ばし、切るときは角を残すようにしてください。すでにかなり進行してしまった巻き爪はテーピングやワイヤーを使う施術があります。気になる方は皮膚科で相談しましょう。

Lesson 4

「エイジングに良い食事」を取り入れよう

医学的にも推奨される食事法とは

ここまでに何度も述べてきたように、肌と美しい体の両方を手に入れるためには、食事が重要です。ダイエットをしていて肌がボロボロになる方がいらっしゃいますが、本当にきれいになりたいと望むのであれば、きちんと食事をとりましょう。

「食べることに対してもっとポジティブに」

それこそが新しいトレンドです。

健康にいい食事法やダイエット法は、これまでにもたくさん提唱されています。多くのものは一時的に流行り、そして廃れていきますので、何が本当に効果的なのかわからなくなってしまう方も多いでしょう。

数ある食事法の中でも「地中海式ダイエット」と「ＤＡＳＨダイエット」の２つは、アメリカでは定番の食事法として支持されています。

地中海式ダイエットは、オリーブオイルや魚といった地中海沿岸地方の食材と、野菜や果物、ナッツを多く取り入れることを特徴とする食事法です。

お肉や乳製品に多い飽和脂肪酸よりも魚の良質な油やオリーブオイルを取り入れることと、野菜や果物、ナッツを推奨していることがポイントで、メタボや体重増加に効果があることや、心血管病変や糖尿病のリスクも軽減することが報告されています。

ＤＡＳＨダイエットも、地中海ダイエットと似ているのですが、より野菜や果物をとることを重視し、さらに穀物は全粒穀物など精製されていないものを、乳製品は無脂肪あるいは低脂肪のものを推奨している食事法です。

なぜこれらの食事法が長く支持されているかというと、特に厳しい食事制限があるわけではなく、「ほどよい」ルールにのっとった食事法だからです。

もちろんスイーツや清涼飲料水などは控えるに越したことはありませんが、それよりも食事自体を楽しむことを重要視しています。厳密な制限が伴う食事法は、すぐに体重が落ちるなど一見して効果的に見えますが、長期的に見ると基礎代謝が低下したりリバウンドしやすくなったりと、継続が難しくなってくるものがほとんどです。

実際に、かつてはミランダ・カーが所属し、現在もアドリアナ・リマ、テイラー・ヒルなど多くの有名モデルを抱えているヴィクトリアズ・シークレットでは、モデルたちに美しくなるために「あえて」食べるよう、トレーナーが指示しているそうです。

具体的にどのような食事が推奨されているのか、一部ご紹介すると、

・ナッツとドライフルーツをミックスしたもの
・ヨーグルトとシリアルひとつかみをミックスしたもの
・ゆで卵2つとクラッカー数枚
・グリルしたステーキ、またはチキン、魚を少々
・高クオリティのプロテインシェイク、またはプロテインバー
・たくさんのフルーツ

となります。

お気づきかもしれませんが、タンパク質が豊富なメニューが多いですね。トップモ

肌と身体に良いおすすめ食材リスト

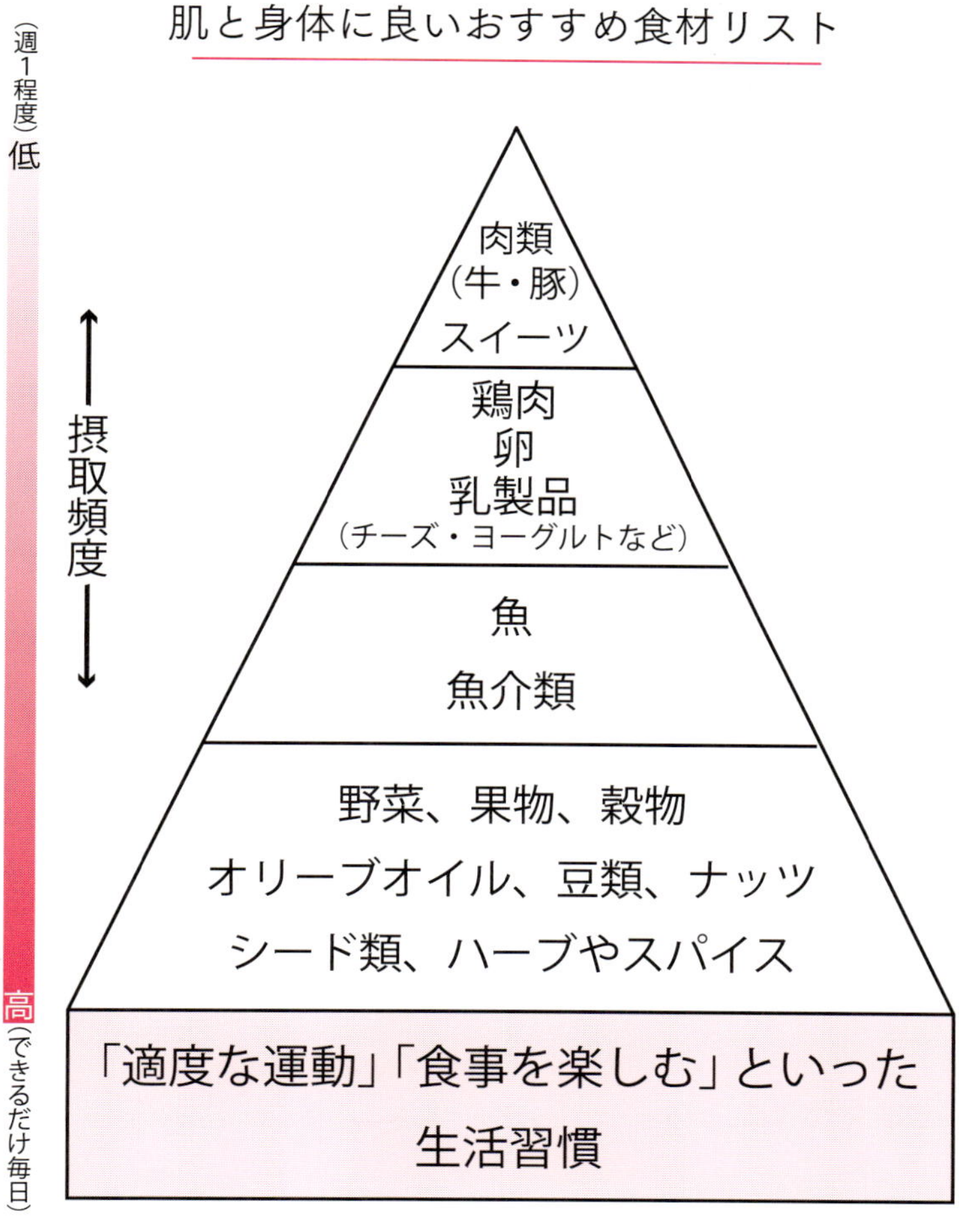

デルたちは、これらのメニューを、特にエクササイズの後にいくつか組み合わせてとるよう心がけているとのことです。

タンパク質を運動後に補給することはその後の筋肉の回復のためにも重要ですが、その際は脂肪や炭水化物もバランスよく食べることが大切です。

先にご紹介したメニューには和食はありませんが、いつものご飯に納豆をプラスしたり、卵焼きや豆腐など一品足したりするだけで栄養が一気にアップします。

きれいであるために、「食べる」という選択をすること。その食事内容については、量よりも質が重要なのです。

一歩先をいく、アンチエイジングな和食

地中海式ダイエットやＤＡＳＨダイエットが身体にいい食事法だということが分かっても、実際に日常生活の中で取り入れるとなるとどうすればいいか分からないという方もいらっしゃるのではないでしょうか。

私たちに馴染みのある和食は、近年「ヘルシー食」として世界中から注目を集めています。一方で、和食がエイジングを含め健康にいいかどうかを調べた大規模なスタディ（研究）は残念ながらほとんどありません。

しかし和食には、納豆や豆腐などの豆類や魚を多くとる点など、研究実績の高い地中海式ダイエットと類似した点が多いことから、和食にも同様の健康効果があることが期待されます。そこで、地中海式ダイエットと和食のいいとこ取りがおすすめです。

ポイントをご紹介する前に、地中海式ダイエットと和食の長所、短所とはそれぞれ

何でしょうか。

まず和食の短所は、地中海式ダイエットと比較して果物の摂取量が比較的少ないこと、そして白米のGI値（糖質の吸収度合い）がパスタと比べて高い点です。

反対に、和食の長所としては刺身など生で食べる文化があること、そして海藻などの食物繊維を多く摂取する点です。


ある統計によると、日本人が摂取する野菜の量は、ここ10年ほどは平均270g程度で推移しており、目標の350gは若干下回りますが、それほど深刻な野菜不足というわけではありません。

しかし、40代から特に考慮していただきたいのが量よりも「質」。

和食の場合、根菜類などは多いものの、ピーマンなどのナス科やブロッコリーなどのアブラ菜科については意識しないと不足する傾向にあります。これらの食材は、これまでの研究にもアンチエイジング効果が高いことが分かっており、特に積極的にとりたい野菜です。

おすすめとして、パプリカやピーマン、ブロッコリーなどは、使いやすい大きさに切った状態で常に冷凍庫にストックしておき、オムレツの具材やスープなどにすぐに使えるようにしておくと便利です。また、筑前煮などの煮物にパプリカをプラスする、魚などのメインに茹でたブロッコリーやカリフラワーを添えるなど、普段の食事の中にこれらの野菜を上手に取り入れるといいでしょう。

さらに、果物の摂取量にも注目です。日本では野菜350gが掲げられていますが、欧米のガイドラインの場合、野菜は果物と合わせておよそ400gを摂取目標量としています。実際、果物の摂取量については日本が約100gなのに対し、地中海地方ではギリシャが約270g、イタリアが約370gと大きな差があることが分かります。

ここで気をつけたいのは、実はフルーツに多く含まれる「果糖」は白砂糖の「ブドウ糖」と比較すると、10倍ほどAGEを作りやすいため、アンチエイジングという点では注意が必要だということです。

フルーツの中でも、リンゴや柑橘類、ベリー類は果糖が少なく、特にベリー類は「フィセチン」という抗AGE作用をもつ抗酸化物質が多く含まれているため食後のフルーツにおすすめです。

地中海式ダイエットとは少し主旨が異なりますが、エイジングケアの1つに、腸内環境を改善する、いわゆる「菌活」も積極的に取り入れるといいでしょう。

肌の「菌活」についてはすでに触れましたが、腸内細菌の善玉菌を増やすようなケアはアンチエイジングに効果があると医学的にも言われており、「ポリアミン」という細胞の老化に関する物質を善玉菌が産み出していることが分かっています。

おそらく多くの方にあまり馴染みがない「ポリアミン」という物質ですが、これを多く含むアンチエイジングフードは、多くの方に馴染みがあるものです。

それは「納豆」です。納豆を1日50～100グラム（多くの納豆が1パック50グラム）摂取すると、アンチエイジングに効果があると言われています。手軽に食べられる納豆は、ぜひストックしておくようにしましょう。

また、きのこなどの食物繊維やオリゴ糖、発酵食品などは善玉菌のエサとなることで腸内細菌にプラスに働く食物成分であり「プレバイオティクス（prebiotics）」と呼ばれます。

食物繊維は、食べ応えがありお通じもよくなるため、アンチエイジングだけでなくダイエット効果もあるという積極的にとりたい食材の1つです。ほかにも、副菜にもずくやめかぶなどの海草類を加えるなどで手軽に摂取できます。私は水で戻すタイプのお刺身昆布を常備しており、もう1品欲しいなというときにだし醤油とごま油で味付けしていただくことが多いです。

万能に使えるのが「きのこ」で、例えば和食の煮物や炒め物、洋食にはソテーやサラダなど、どのようなスタイルでもきのこ類は使いやすく、きのこだけで予め簡単に湯通しして塩こしょうで味付けしたものを冷蔵庫でストックしておくと、常備菜として醤油で炒めたりスープに入れたりと応用できるのでおすすめです。

以上のポイントを簡単にまとめると、

・アンチエイジングに効果がある野菜を和食メニューに取り入れる
・油を使うときはオリーブオイルにする
・白米にもち麦を足す、玄米にするなど主食を変更する
・揚げたり焼いたりする調理法はなるべく選ばない
・海藻やきのこなどの食物繊維を多く取り入れる
・納豆などのプレバイオティクスで菌活も

・デザートや間食にはフルーツを

ということになります。

最後に、和食で忘れてはならないのは「緑茶」です。

緑茶に含まれるカテキン「ガレート型カテキン（EGCG）」は、カテキンの中でも最も抗酸化作用が強いと言われており、その抗酸化作用によって生活習慣病を予防したり、うつ病を改善したりと様々な健康効果が論文でも報告されています。緑茶は、できたら新茶のものを選ぶようにしましょう。ぜひ食後の一杯に緑茶を飲む習慣をつけるといいですね。

今話題の食事法、これってどうなの？

アンチエイジングに医学的に証明されている食事法として「地中海式ダイエット」や「DASHダイエット」があることは分かりましたが、他の食事法についてはどうでしょう。

例えば日本では、ここ数年「糖質制限ダイエット」が人気です。その名の通り、糖質を抑えた食事のことですが、アンチエイジングや美容の面ではどのように影響するのでしょうか。

普段私たちは糖質を、白ご飯、パンなど分かりやすい形で摂取する場合が多いため、糖質を抜くことによって総摂取カロリーが減り、体重減少が期待できます。

体重減少が期待できるもう1つの理由は、血糖値が関係します。普通、糖質を摂取したときは、速やかに血糖値が上がり、インスリンという血糖値を下げるホルモンが分泌されて脂肪細胞がさかんに血糖を細胞内に取り込みます。そして中性脂肪に変化させてエネルギーを蓄えます。

一方、糖質制限の場合は血糖値がほとんど上がらないため、インスリンが分泌されず、脂肪細胞は蓄えた中性脂肪を分解してエネルギーとして利用します。そのため痩せるのです。糖質制限は、体重減少や中性脂肪の減少、ＨＤＬ（善玉コレステロール）を増加させるなどの効果があるとされ、健康にいい食事として海外でも注目されています。

糖質制限と中性脂肪

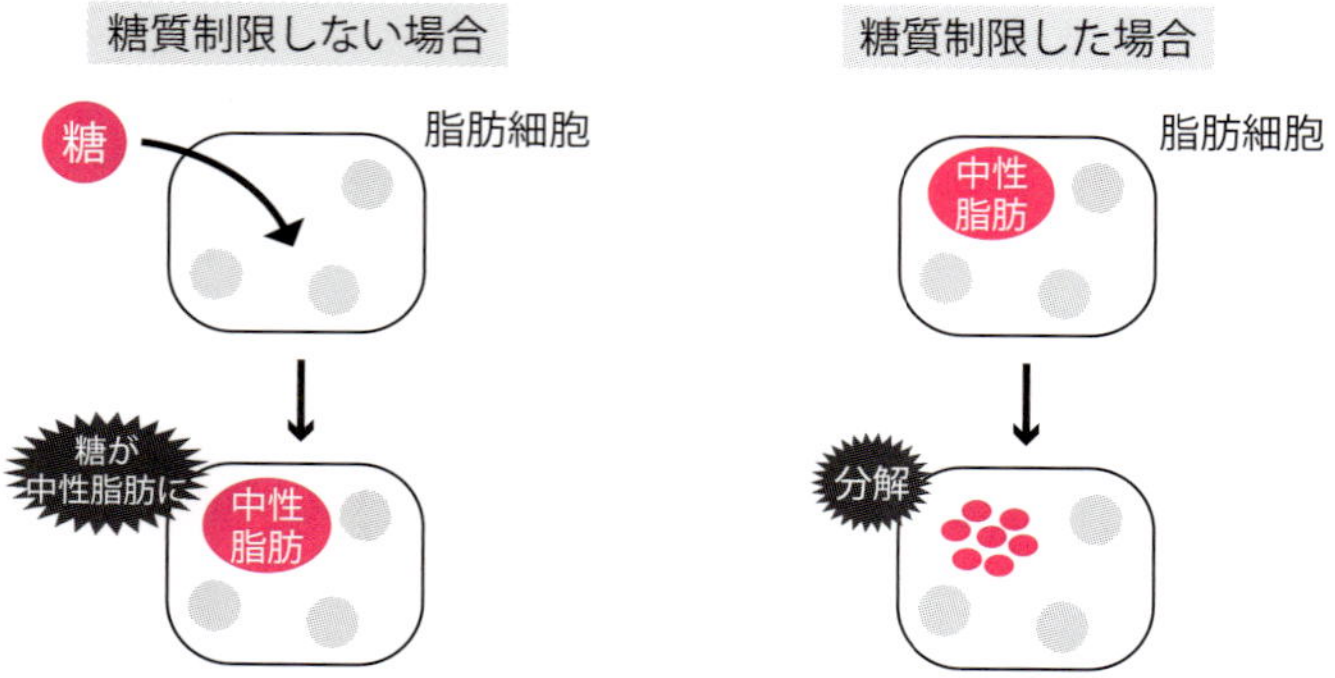

糖が吸収され、中性細胞に変化し
エネルギーを蓄える

蓄えられた中性脂肪が分解され、
エネルギーとして利用される

では本題です。

このようにいいことずくめに見える糖質制限ですが、アンチエイジングの点では注意が必要です。

それは、糖質制限で脂肪が分解される際にできるケトン体によって、AGEが生成されてしまうということです。また、ケトン体は高濃度になると血液は酸性に傾き、この状態が長期的に続くと癌《がん》死、心血管死が増えるのではないかと考えられています。

つまり、極端な糖質制限をすればするほどケトン体が増え、AGEも増えてシワやシミも増えてしまいます。せっかく痩せても見た目が老けてしまっては意味がないですよね。

そこでおすすめは「ゆる糖質制限ダイエット」です。効果はゆっくりになってしまいますが確実に体重減少、中性脂肪減少などが期待でき、かつAGE生成も抑えられます。具体的には、1日の摂取カロリーを2000kcalとした場合、炭水化物の割合を26～45％（カロリーでは500～900kcal、重さでは125～225g）程度を目安にします。

これだと茶碗1杯弱ということになるため、1食分ご飯を抜いて残り2食も少し少なめにする、あるいは2食分ご飯を抜いて1食はしっかり食べるというのがイメージしやすいと思います。

また、常にスイーツなどを我慢するのではなく、8：2の割合で2割は好きなものを食べてもいい、というようにするとストレスなく続けられます。

そして、タンパク質と脂質については、赤肉や加工肉ではなく、鶏肉や魚の肉、大豆などの植物性タンパク質とその脂質（魚は豊富な「オメガ3」を含みます）を多くとることが推奨されています。

私も以前、厳格な糖質制限をしたことがありますが、常に食べる食材を気にしなくてはならない上に大好きなスイーツも制限しなくてはならないため、結局数日しか続きませんでした。その点、手軽に始めやすく、継続もしやすい「ゆる糖質制限ダイエット」はおすすめです。

一方海外では、長寿遺伝子である「サーチュイン遺伝子」に着目した食事法がセレブなどを中心に人気を集めています。

サーチュイン遺伝子は身体の慢性炎症をリセットする作用をもつ遺伝子で、飢《き》餓《が》状態などによって摂取カロリーが制限されると活性されます。記憶や糖尿病などの慢性疾患に関係している可能性があるということで、そちらの分野での研究も盛んですが、それだけではなく、サーチュインが食欲を抑えたり脂肪を燃焼しやすくしたりするなどの作用でダイエットに効果があることが報告され、最近再注目されているのです。

イギリスで、サーチュイン遺伝子を活性化させるための食事法「サートフード(sirtfood)ダイエット」がブームになりました。歌手のアデルやピッパ・ミドルトンなどのセレブがこの方法でダイエットに成功したことが始まりです。

具体的にどのような食事かというと、トータル3週間のプログラムを、最初の1週間はカロリー抑えめの減量期、後半の2週間を体重維持期と2つに分けて、サーチュイン遺伝子を活性化させる「サートフード」を積極的にとるというものです。極端なカロリー制限などがなく、無理なく続けやすいため3週間に限らず長期的に継続することも可能です。

「サートフード」とはあまり馴染みのないワードですが、具体的には、

・玉ねぎ
・ダークチョコレート

・ケール
・緑茶
・大豆
・ウォールナッツ
・オリーブオイル

などがあげられます。

ここでお気づきかもしれませんが、これらの食材はすでにご紹介した「地中海式ダイエット」と非常に似ています。

地中海式ダイエットではタンパク源のメインが魚である一方、サートフードでは大豆がメインになっているという違いがありますが、基本的には野菜や果物をたくさんとって、牛肉や豚肉に多く含まれる飽和脂肪酸は控えめに、その代わりオリーブオイルで質のよい油をとりましょうというコンセプトの地中海式ダイエットと同じ内容になります。

両者に共通するオリーブオイルは、活性酸素を除去するポリフェノールが多く含まれています。ポリフェノールはカロリー制限に関係なくサーチュイン遺伝子を活性化することが知られており、結局のところサートフードも地中海式も「ポリフェノールが豊富な食事」とひとくくりにできてしまうかもしれません。

一見、遺伝子にアプローチするという新しい食事法に見える「サートフードダイエット」ですが、中身を吟味すると以前から言われているいわゆる「由緒ある」食事法と大差はないことが分かりますね。

これまでに、「納豆」や「リンゴ」などある1つの食材がダイエットに効くというような、極端なダイエットが流行することが多々ありました。そのような食事法は確かに摂取カロリーを制限できる点ではダイエットにはなりますが、栄養バランスの点からは全く推奨されない食事法です。

一方、地中海式ダイエットは糖尿病やメタボリックシンドロームといった生活習慣病だけでなく、体重減少やアンチエイジングにも有効だということが多くの研究により分かっています。

そのためサートフードダイエットも、同じような効果が期待でき、本当にサーチュイン遺伝子が活性化されるかはともかく、試す価値はある食事法と言えます。
具体的な食事の例をご紹介しますので、よろしければ参考にしてみてくださいね。

【朝食】ソイヨーグルトにミックスベリー、刻んだナッツやダークチョコレートを添えて。他にパセリや玉ねぎを入れたオムレツ。

【昼食】サートフードサラダ（ブロッコリー、パンプキンシード、ケール、アボカド、イタリアンパセリにきのこと、チキンやサーモンなどのタンパク質を加えたもの。オリーブオイルメインのドレッシングをかけて）にホールグレインのパン。そば粉のガレットもよい。

【夕食】ケールとエビのソテーや納豆などを副菜に、豆腐のお味噌汁、おそばなど。維持期であればピザなどを食べてもオッケーです。

アンチエイジングな調理法

最近注目されている「ＵＭＡＭＩ《うまみ》家電」というキーワードをご存知でしょうか。ＵＭＡＭＩとは甘味、塩味など五大味覚の１つの「うま味」のこと。そんなうま味に関する家電は何かと言うと、「低温調理器」です。

低温調理法とは、肉や魚を通常よりも低い温度（45～65℃くらい）で調理することです。肉などのタンパク質は一定の温度を超えると、変性して硬くパサパサになってしまうため、変性を起こさない温度で調理すればおいしくいただけます。

その際に、食材をジップロックなどの密閉袋に入れて真空にするため、効率的に均一に熱が伝達されてジューシーになり、それと同時に食品の風味やうま味を閉じ込めておくことができます。

なので「ＵＭＡＭＩ家電」＝「低温調理器」になるというわけです。

ここで、「うま味とアンチエイジングが一体どう関係しているの？」と疑問に思った方もいらっしゃるでしょう。

うま味というのは、もともと日本人が最初に発見した味覚なのですが、実は加齢と密接に関係しています。

うま味は腸からその信号が伝わります。腸は消化を行う場所ですが、うま味への感受性と消化機能は密接に関連していて、うま味が分からなくなる人ほど食べたものをうまく消化できなくなる傾向にあることが分かっています。つまり、健康的なエイジングライフに、うま味に敏感なことは1つのキーポイントになるということです。低温調理はいつまでもうま味を楽しむための1つのツールとも言えますね。

東北大学の報告によると、味覚が低下した高齢者は食欲や体重が減少し、健康状態が悪い人が多い傾向にあるそうです。

低温調理の魅力は、うま味を引き出すだけではありません。実は、ＡＧＥを抑えることができ、アンチエイジング対策にもなるのです。

老化物質であるＡＧＥは、同じ食材でも焼いたり揚げたりすると、より多く作られてしまいます。AGEの点からすると、茹でたり蒸したりする方がベター。低温調理は蒸すことと似ており、AGEを生成しにくい調理法になります。

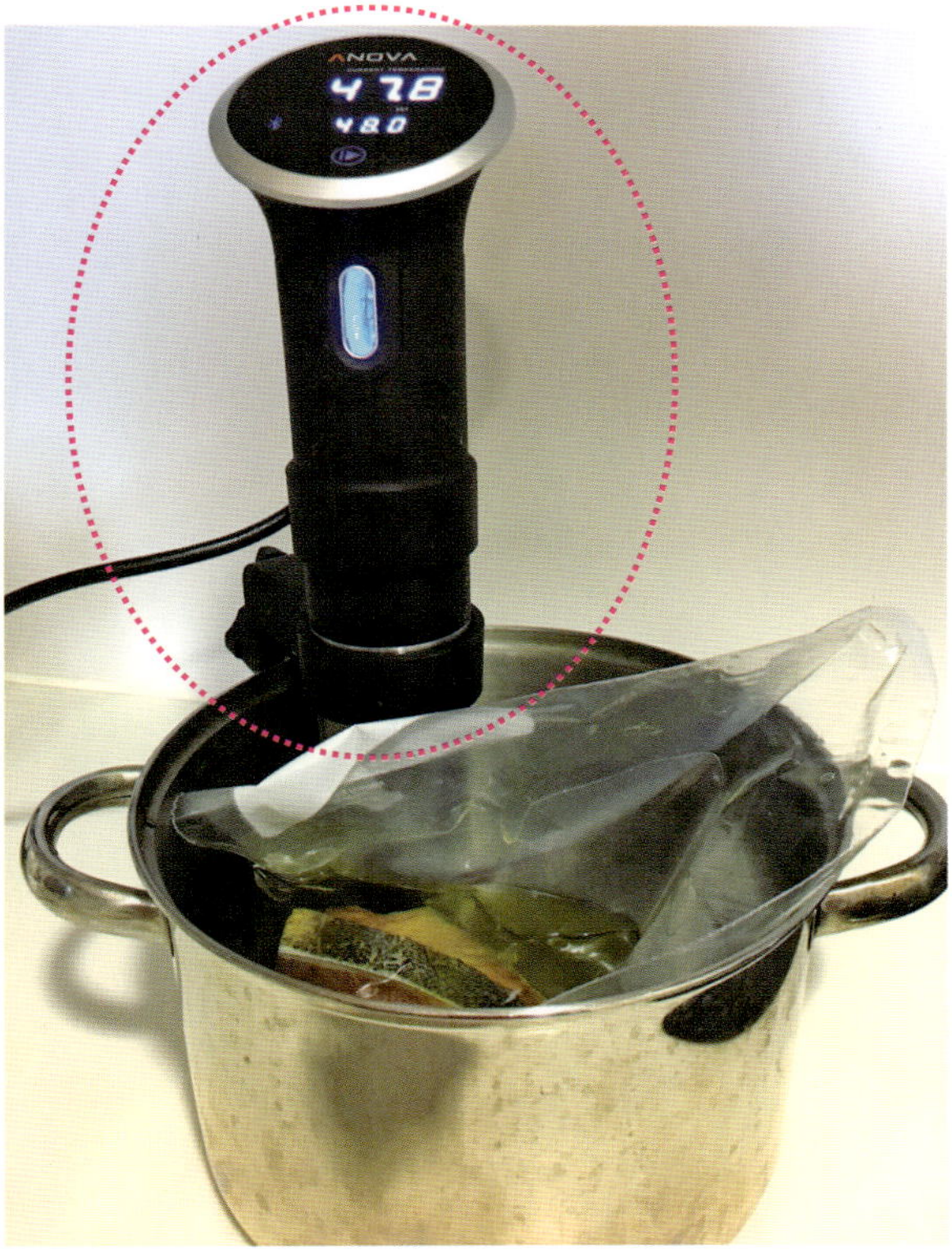

［UMAMI家電］
お鍋に取り付けて使います。
ここではかぼちゃをジップロックに入れ、
調理しています。

実はＵＭＡＭＩ家電が注目される以前から、ＡＧＥとアンチエイジングの関係性については徐々に明らかにされており、低温調理法は「アンチエイジングな調理法」として医学的にも注目を集めていました。

従来の低温調理では温度計を使ってタンパク質が変性しない温度（食材によって異なりますがお肉であればだいたい65℃）に到達しないように見張って火加減を調節する必要がありました。また、鍋の中で温度を均等にするためにこまめにかき混ぜることも重要でした。

ＵＭＡＭＩ家電もとい低温調理器は、鍋の中に水と食材、低温調理器を入れるだけで、自動でこの温度管理を行ってくれますのでとても便利です。

ただ、価格が1～5万円前後と安価とは言いづらいものですし、温度計を購入するのもためらわれるという場合は、沸騰した鍋の上にざるなどを載せてその上に食材を置き、蒸すように調理することでも同様の効果があります。

そんな低温調理によるドクターレシピとして、豚肉のトマトソース煮込みとメカジキのソテーをご紹介します。

うま味は主にグルタミン酸、イノシン酸、グアニル酸から構成されますが、トマトはグルタミン酸を一番豊富に含んでいる野菜。トマトにプラスしてパルメザンチーズと一緒にいただくとさらにうま味がアップします。ちょっとしたごちそうになりますよ。

また、前著『皮膚科医が実践している　極上肌のつくり方』でも、低温調理を使ったレシピをいくつかご紹介していますので興味のある方はご覧ください。

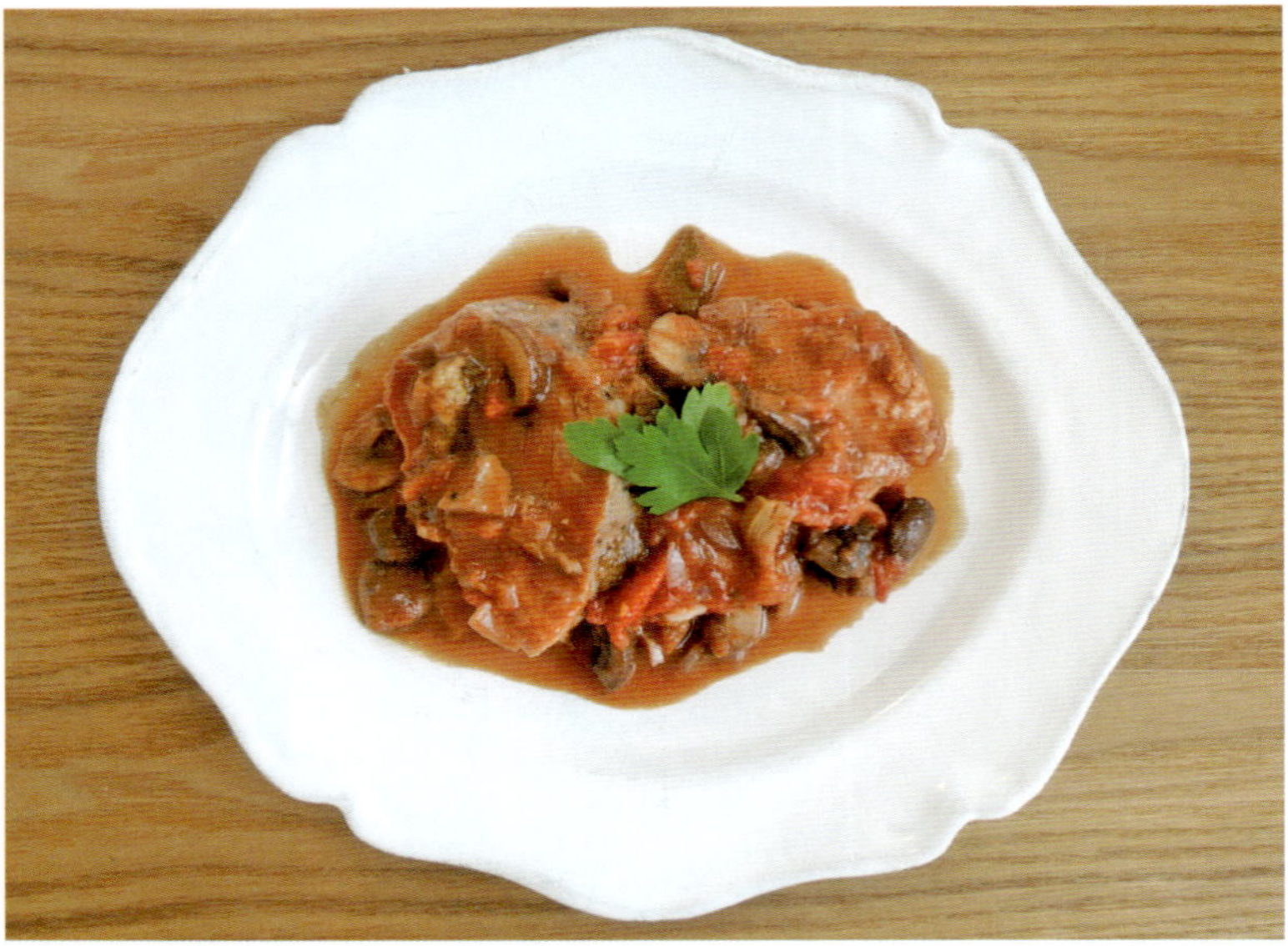

[豚肉のトマトソース煮込み]

1人前：433kcal、タンパク質31.7g、脂質25.1g、炭水化物10.2g、食物繊維2.5g

○材料（2人前）

・豚肉……300g
・バター……大1
・トマト缶……1/2缶
・ドライポルチーニ（あれば）
……数枚
・マッシュルーム……8個
・オリーブオイル……大1
・玉ねぎ（みじん切り）
……1/2個
・赤ワイン……100ml
・生クリーム……10ml
・塩こしょう……少々

○作り方

下準備：豚肉に塩こしょう（分量外）で下味をつけておく。ドライポルチーニはぬるま湯で30分以上浸しておく。

① 下味をつけた豚肉とバターをジップロックに入れて軽くなじませた後、58度で約1時間、低温調理をする。

② ポルチーニを水から取り出し、粗みじん切りにする。

③ フライパンにオリーブオイルを入れて中火であたため、玉ねぎを炒める。茶色くなったらマッシュルームを入れてさらに炒める。

④ ③に赤ワインを加え、水分がなくなってきたらポルチーニを加え、なじんだらトマト缶、生クリームを加えて弱火で煮込む。

⑤ 10分程度煮込んだらジップロックから豚肉を取り出し、④に加えて数分煮込んで味をなじませたら塩こしょうで味を調える。

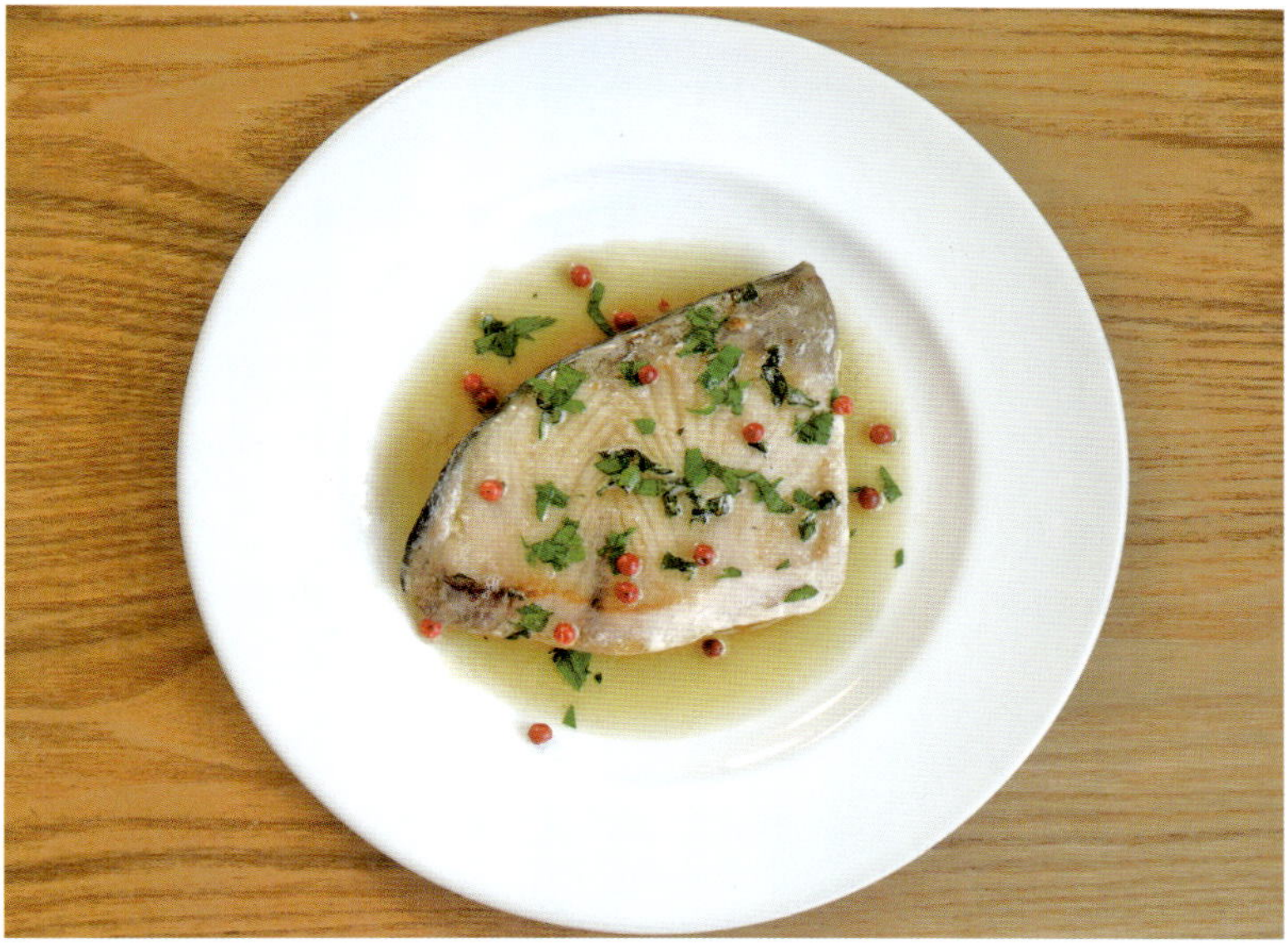

メカジキのソテー

1人前:310kcal、タンパク質18.4g、脂質24.8g、炭水化物0.9g、食物繊維0.1g

○材料(2人前)

・メカジキ……100g×2
・オリーブオイル……適量
・バター……20g
・イタリアンパセリ
(みじん切り、あれば)……数枚
・レモン汁……大1
・塩こしょう……少々
・ピンクペッパー(あれば)
……少々

○作り方

下準備:メカジキに塩こしょう(分量外)で下味をつけておく。

① 下味をつけたメカジキをジップロックに入れ、浸るまでオリーブオイルを入れる。
② 48度で約40分、低温調理をする。
③ ジップロックからメカジキを取り出し、強火のフライパンでさっと表面に焼き色をつける。
④ ③を取り出したフライパンにバターを入れ、バターが少し焦げてきたら火を消し、レモン汁、パセリを入れて塩こしょうで味を調える。
⑤ メカジキの上に④のソースをかけて出来上がり。

40代女子にサプリメントは必要？

ドラッグストアの中でも目立つサプリメント売り場。手軽に必要な栄養を摂取することができるため、サプリメントとは上手に付き合いたいところですよね。

個人によって必要な栄養素は異なるので、残念ながら「このサプリメントが必ずいい！」というようなことは断言できませんが、最近の注目のサプリメントをご紹介したいと思います。

まず、「ナイアシン（ビタミンB3）」です。ナイアシンは、ニコチン酸とニコチン酸アミドの総称のことで、細胞のエネルギー源となる物質を作り出したり、アルコールなどの代謝の際に補酵素として利用されます。

そして、最近このナイアシンの一種であるNMN（ニコチンアミド・モノヌクレオチド）が、長寿に関係していると言われている「サーチュイン遺伝子」を活性化することでアンチエイジングに効果があるのではないか、と注目を集めています。

肌への効果としては、肌のダメージの修復を促進したり、メラノサイトをコントロールして紫外線を防御し、DNAレベルでの損傷を抑制したりするなどがあります。

ナイアシンはブロッコリーやきゅうり、枝豆などに多く含まれているため、サラダなどでこれらの食材をとるといいですが、サプリメントで効率的に摂取するのも1つの手です。

ビタミンB類は水溶性のビタミンで、他のビタミンB類と一緒に摂取することでより効果を発揮します。他にもビタミンB類については、B2が皮脂の分泌をコントロールする、B6がターンオーバーを整えるなど「極上肌」の頼もしい味方になってくれる栄養素です。通常、ビタミンB類が不足することはありませんが、過剰摂取の心配がないため偏った食事が続いたときなどはおすすめです。

「ビタミンB6」は、骨の糖化にも関係する栄養素です。最近の研究で、長期的にビタミンB6をサプリメントで補うと、骨を丈夫にする効果があることが分かりました。

ビタミンB6は食品では鶏肉やレバー、マグロなどに多く含まれます。バランスのよい食事をしていれば不足していることはありませんが、黄ぐすみなど糖化ストレスがたまっている人には、サプリメントで補うことが将来的に常識になってくるかもしれません。

そして、骨を丈夫にするもう1つのビタミンは「ビタミンD」です。ビタミンDは紫外線で合成されるため、特に冬場などは不足にならないようにしたい栄養素です。

ビタミンDについてはレッスン2で触れましたが、カルシウムの吸収を促進するだけでなくアレルギーを改善したり、肌のバリア機能を正常にしたりと様々な働きを持つことが分かり注目を集めている一方で、現代生活において不足しがちな栄養素であるということも指摘されています。

ビタミンDは脂溶性のビタミンであるため、長期にわたる過剰摂取は推奨されませんが、単発の大量投与は紫外線のダメージを軽減することも報告されています。不足することのないよう、上手にサプリメントで摂取するといいですね。

肌のハリを改善するとされるコラーゲンについては、「コラーゲンペプチド」として1日5g以上摂取することで効果があると言われています。コラーゲンは豚足や軟骨

大人女子におすすめのサプリメント

マルチビタミン
食生活に自信がない人はまずはこれ

ビタミンB群
肌トラブルや調子が悪いときに

ビタミンC **ビタミンE**
紫外線対策やランニングに

ビタミンD
アレルギー 対策、妊娠中にも

ビオチン
最近薄毛が気になる方に

亜鉛
ストレスによる肌トラブルやアンチエイジングに

オメガ3 **プロバイオティクス**
肉食が多い人、外食が多い人に

コラーゲンペプチド
年齢で減っていくコラーゲン量をカバー

などに含まれていますが残念ながらコラーゲンペプチドという形ではありません。

コラーゲンは肌だけに存在するわけではないので、摂取したコラーゲンがそのまま肌に届くわけではないのです。「コラーゲンペプチド」は、ドリンクやパウダーで売られているものが比較的手軽に摂取することができておすすめです。

ちなみに、サプリメントはとればとるほどいいというわけではなく、補いたい栄養素の他にも添加物が使われていますし、実は効果がなかったというケースもあります。

例えば、関節痛などに効くイメージのある「グルコサミン」は、サプリメントで補っても実は関節症に効果がないことが最近明らかになっています。飲むことで何となく効いた感じがすることを「プラセボ効果」と言いますが、やはり実際に効果あってのサプリメントです。必要に応じて摂取するというスタイルが望ましいですね。

日常の食生活でアンチエイジングするちょっとした「コツ」

理想の食事法を理解したところで、実際は忙しくて料理できない日もあり、毎日実践することは難しいですよね。朝はついシリアルやできあいの総菜パンになってしまったり、ランチをコンビニご飯で済ませたり、夜たまに外食したりするのは私自身もそうですし、現代社会においては仕方ないことだと思います。

ただ、コンビニご飯や外食でも、せっかくならアンチエイジングにいいメニューをチョイスしたいですし、朝ご飯も時間がない中でパフォーマンスのよい食事をしたいものです。ここでは具体的にその「コツ」をお伝えしましょう。

まず、コンビニで避けたいものは、できあいの揚げ物のお弁当やレジの横にある唐揚げなどです。揚げ物はそれだけでAGEが高く、さらに時間がたつことで油が酸化し、さらにAGEが作られてしまいます。最近コンビニでよく見かけるドーナツも同じくAGEを多く含むNG食品の1つです。

ドーナツだけでなく、菓子パンにも注意してください。菓子パンにはショートニングというトランス脂肪酸がたっぷり含まれており、肌荒れの原因となることも。

炭水化物をとるならおにぎりの方がベターです。おにぎりはでんぷんの1つであるレジスタントスターチが多く含まれています。

通常、小腸で吸収されてエネルギー源になるでんぷんですが、レジスタントスターチは腸で吸収されないために血糖値の上昇を抑えられ、エネルギーとなりにくくダイエットに有効と言われています。最近では玄米や発芽米などのおにぎりもよく見かけるようになりましたが、白米と比べてGI値が低く、食物繊維が多く含まれているため腸内環境の改善も期待でき、おすすめです。

個人的にコンビニでよく買うおかずは「枝豆」と「ゆで卵」です。どちらもタンパク質を豊富に含み、食べ応えもあるのでお気に入りです。いつもクリニックで枝豆とゆで卵ばかり食べているので、スタッフにからかわれるほどです。

次に外食の場合はどうでしょう。

日本では、どんぶりやうどんなど、簡単に作れて食べられるメニューが多い傾向にあります。このようなメニューは血糖値が上がりやすく、ＡＧＥが作られやすいため残念ながらアンチエイジングには向きません。

ＡＧＥの点で望ましいのは小鉢などがついた定食で、その際はもずくなどの海草類や野菜を最初にとることがポイントです。血糖値の上昇を抑えられます。

ちょっと小腹が空いたとき、おやつにおすすめなのはアーモンドです。紫外線などによって引き起こされる炎症はシワの原因になりますが、アーモンドはその炎症を改善するのに最適な食材なのです。

また、チョコレートの中でもダークチョコレートはポリフェノールを多く含み、アンチエイジングや美肌に効果があることも分かっています。ダークチョコレートはぜひカカオの含有率が明記されたものを選びましょう。その中でも理想は80％以上のものです。

ただし注意したいのは、多くのチョコレートは「香料」が含まれており、この香料が糖化を進める原因であることが最近分かってきているということです。そのため輸入食品のお店などで売られている、少し値段が高いダークチョコレートの方が香料は少なく、AGEの点から言うとより望ましいと言えます。

最後に朝ご飯です。時間がない方も、朝ご飯を食べないと一日の血糖値や摂取カロリーが変動しやすくなるため、食べる習慣をつけるよう心がけてください。シリアルやグラノーラは簡単にお腹が満たされるため便利ですが、砂糖でコーティングしてあり、ついつい食べ過ぎてしまう傾向に。また、栄養素についても一緒に食べる牛乳やヨーグルトの量によっては糖質が多くなってしまいます。

朝食は意識的にタンパク質をとれるようにメニューを考えてみましょう。タンパク質には食欲を抑える効果もあり、朝25~35gのタンパク質を摂取することで体重減少にもなることが分かっています。

タンパク質の目安としては、卵1個当たりのタンパク質はおよそ7gです。納豆は1パック6~7g、ヨーグルト100gで4gとなります。私は卵を2個使ったオムレツにヨーグルト、オートミールなどが定番メニューです。

それでもなかなか朝ご飯を作る時間がない、タンパク質をとるのが難しい、という方はプロテインパウダーを有効利用するといいでしょう。

最近ではホエイ（乳清）由来のものだけでなく、大豆など植物由来のプロテインパウダーも多く出回っています。ソイ（大豆）プロテインはイソフラボンが含まれているため女性におすすめです。最近ではフレーバーもたくさんあり、気分によって使い分けてみるのもいいでしょう。

通常、プロテインパウダーは牛乳や豆乳などのミルクと割りますが、他にも、マフィンやパウンドケーキなどに小麦粉を減らしてその分プロテインパウダーを入れるという使い方もおすすめです。プロテインパウダーというとボディビルダーなど筋トレをしている人のものと思われがちですが、忙しい朝のタンパク質摂取に常備しておくといざというときに便利です。

忘れてはならない［ボディエイジングケア］ #5

エイジングケアといえば顔にばかり意識がいきがちですが、ボディケアも忘れてはなりません。特に加齢によって気になるのは「姿勢」。姿勢が悪いと一気に老けてみえます。お年寄りといえば、腰を曲げて杖をついている姿がイメージされますよね。

姿勢を悪く見せる原因は、やはり「猫背」。猫背は解剖学的には、「脊椎《せきつい》の生理的弯曲が崩れ、背中が後方に曲がり、首が前に出た状態」のことをいいます。

どういうことかというと、脊椎はもともと一直線ではなく、首と腰の骨（頸椎《けいつい》と腰椎《ようつい》）は前に、背中の首（胸椎）は後ろに弯曲しています。よく「S字カーブ」と呼ばれるものですね。そしてそれらの骨を様々な筋肉が支えています。

猫背の原因としては、筋力の低下、関節の可動域（しなやかさ）の低下などがあり、特にデスクワークの多い方やスマホをよく触る方は猫背になりやすくなります。

猫背になりにくくするためのケアとして必要なことは、「体幹を鍛えること」です。

特に、骨盤を支える筋肉が衰えると、脊椎が不安定になって、猫背になりやすくなります。このような筋肉はいわゆる「インナーマッスル」の1つです。インナーマッスルを鍛えるメリットは実は他にもあって、それは「痩せやすい体質になる」ということです。

アメリカでは「コアトレーニング」といってエクササイズの基本的なプログラムになっています。ヨガやピラティスもインナーマッスルを鍛えることができるのでおすすめですが、自宅でも気軽にできるものとなると「プランク」と言って、うつ伏せの状態から肘を直角に曲げて肩の真下に置き、つま先と前腕で身体を支えて維持する動作があります。最初はなかなかきついですが効率的に体幹を鍛えることが可能です。

顔がいくら若々しくても、姿勢が悪いとなんだか残念な印象に。一歩先のエイジングケアのために、ぜひボディケアにも気を配りましょう。

Lesson 5

知っておきたい
美容医療の
活用法

どんなときにクリニックに行くべきか？

ここまで、アンチエイジングケアは自分でできるもの、とお伝えしてきました。それでも、大人の女性として美容クリニックについて知っておいても損はありません。最近、レーザー脱毛など手軽に受けられる施術が増えて、ハードルが下がってきた美容クリニック。それでも中にはまだ行ったことがない、あるいは行きたいけれどどのようにクリニックを選んだらいいか分からないという方も多いと思います。

もし通うなら、信頼できるクリニックを選びたいですよね。それでは、上手にクリニックを利用するポイントは何でしょう。

クリニックの最大のメリットは、その道のエキスパートがあらゆる肌の悩みに医学的なアドバイスをしてくれることです。最近ではインターネットなどでたくさんの情報を手に入れることができるようになった一方で、正しくない情報に惑わされてしまうこともしばしばあります。

一度自分の悩みについて整理した上でクリニックを受診すると、より的確なアドバイスをもらうことができます。

そして信頼できる医者とは、もちろん話してみた上での相性もありますが、あくまでも専門家としてあらゆる選択肢を提示した上で、患者さんが納得のいく治療法を選択できるように導いてくれる人です。

一部の美容クリニックでは、契約内容によってその医者にインセンティブが入るシステムのところもあり、高い施術ばかり勧めてくる人や、患者さんが情報を十分に知らないのをいいことに話を一方的にリードする人もいます。そのようなクリニックは要注意。カウンセリングはその医者との信頼関係を築く上で最も重要です。

どういうときにクリニックに行くべきかという点ですが、あらゆる方法を試してもまだその悩みが解決されていないとき、クリニックは大きな味方になってくれます。

例えば、

・ニキビができて化粧品やスキンケアを変えてみたけれどなかなかよくならない
・生活習慣を改善しても目の下のくまがひどい
・気をつけてきたのに、たるみがここ最近になって急にひどくなってきた

などがあげられます。

悩みの原因からアプローチの方法まで、アドバイスを受けるだけでも何か新しい発見があるかもしれません。

そして、美容クリニックについては特に何歳から行くもの、というような決まりはありません。気になったときがそのタイミングです。ただ、1つだけ留意していただきたいことがあります。それは、クリニックで受ける治療がすべてではなく、依存しすぎてはいけないということです。

少し話は逸れますが、美容フリークの方の中には、整形手術にいわば「依存」状態で、どこか気になる点があるとすぐにクリニックでの施術を、と考える方がいます。

確かにクリニックでの施術は効果が高く、かつ目に見えて改善できるものも多いので、手っ取り早いと言えばそうですが、内容によってはどんどん手を出して取り返し

のつかない状態になってしまったり、自分の望む施術を受け入れてくれるクリニックを転々としたりして解決しようとしてしまうのです。

本来、私たちの肌はターンオーバーによる回復力を持っており、少しその手助けをしてあげるだけで改善するケースも少なくありません。まずはその回復力を信じて自分でできることは試してみましょう。

それでもまだ納得がいかないとき、最後の駆け込み寺として信頼できるクリニックをもっておくことは非常に有用だと思います。

本著では、美容皮膚科の施術の中でも読者の方にぜひ知っておいていただきたいものをいくつかピックアップしてご紹介したいと思います。

スキンケアだけではどうにもならない〝シミ・たるみ〟に「レーザー治療」

レーザーというと、「シミ」を取ったり脱毛したりする機械というイメージがありますよね。最近では、それ以上にレーザー機械でできることが増え、値段も以前より安くなってきていることから美容皮膚科を中心に人気が高まっています。

しかし、一言で「シミ」と言っても、頬にできた濃いシミ（老人性色素斑）もあれば、ほくろのようなシミ（脂漏性角化症《しろうせいかっかしょう》）もあります。他にも「肝斑」やニキビ、火傷の痕の「炎症後色素沈着」もシミにカテゴライズされます。

シミの種類によって使うレーザーの種類も施術後の経過も異なるため、レーザー治療の前には医師によるカウンセリングが必要です。その上で、どのようなレーザーが一般的に使われるかご説明しますね。

まず、濃いシミに対しては、Ｑスイッチレーザーというレーザーが使われます。
これはメラニンに選択的に吸収される波長によって増大させた熱エネルギーをスポット的にシミに当てて、その原因であるメラニンを破壊するものです。濃ければ濃いほどレーザー光に反応するため、パチッと輪ゴムではじいたような痛みが強くなります。

効果は高く、多くの場合は1回～数回で取れる一方、当てた直後から1週間ほどはかさぶたができ、それが目立たなくなるまでのいわゆる「ダウンタイム」というものがあるのがデメリットです。

一方、肝斑や細かい薄いシミに対しては、ＩＰＬが有効です。ＩＰＬはレーザーと異なり、幅広い波長の光を照射します。Ｑスイッチレーザーが強いパワーでスポット的に当てるのに対し、ＩＰＬは弱いパワーを全体的に当てるイメージです。

メラニンや毛細血管（ヘモグロビン）に反応させて、シミや赤みを改善します。さらに真皮層の線《せん》維《い》芽《が》細胞を活性化させてコラーゲンの生成を促し、表情ジワなどにも効果があります。

Qスイッチレーザーと異なり繰り返し当てないと効果を実感しにくい点がデメリットですが、何よりもダウンタイムがほとんどないため近年人気の施術です。

また、肝斑にはレーザーを当てると逆に濃くなるためにレーザーは禁忌《きんき》（当ててはいけない）と言われていましたが、出力（パワー）を調節することでＩＰＬによる治療が可能になりました。

妊娠によるホルモンバランスの乱れによって肝斑や色素沈着ができやすくなるため、産休中や育休中にメンテナンスをする、という話も最近よく聞きます。

40代になると、おばあさんのような濃いシミがあるわけではなくとも、近くで見るとうっすら細かいシミがある……という方がほとんどではないでしょうか。そのような方にはＩＰＬがおすすめです。なぜなら、今あるシミを薄くする「治療」だけでなく、将来シミに成長する可能性がある「シミ予備軍」にも効いて肌の「メンテナンス」にもなるからです。

同じように、「メンテナンス」として機器によるたるみ治療をする方も増えてきています。サーマクールやウルトラセルなどに代表される高周波機器による治療です。

高周波機器はレーザー機器よりさらに真皮の深いところや筋膜に届くため、真皮のコラーゲンを増やしたり筋膜のゆるみを改善したりすることでたるみに効果があります。

ＩＰＬも高周波も、今ある悩みを解消してくれるだけでなく、定期的に受けることで10年後の自分の見た目が変わってきます。美容に敏感な人の中には20代から始めている方もいます。

レーザー治療も近年たくさん種類が増えて、「治療」から「メンテナンス」、「予防」にシフトしつつあるのを感じます。

ターンオーバー機能の低下による〝シミ・くすみ・小ジワ〟に「ピーリング」

にきびや毛穴に効果があるイメージのピーリングですが、それだけでなく、アンチエイジングにも効果があることはご存知ですか。

そもそもピーリングとは、ピーリング剤を肌につけることによって分厚くなった角層を剥がし落とし、ターンオーバーを促すことを目的としています。

結果的に、真皮ではコラーゲンの産生が促されるため、シミやくすみ、小ジワにも効果があるのです。

同じように、ピーリング効果があるものとしてレチノール配合の化粧品や、ピーリングローションがあります。クリニックに通う必要もなく、自宅で手軽に試すことができますが、結論から言うとその効果はクリニックでのピーリングに軍配が上がります。

また、クリニックでは希望があればビタミンCなどのイオン導入もピーリングにセットで受けることができます。このように有効成分を高い浸透力で届けることができるのもピーリングのいいところです。

ただ、初めての場合は施術を受けた当日は少し顔が赤くなったり、刺激感がでたりと副作用が気になる方もいらっしゃるかもしれません。また、ピーリング後は肌がいつも以上に過敏な状態であるため、紫外線対策もしっかり行う必要があります。

加齢とともにターンオーバー機能が低下することはお話ししましたね。

そのため、ピーリングをするならおすすめは秋から冬にかけての時期です。この時期は春夏と比べてさらにターンオーバーが低下し、肌がごわつく傾向にあるためです。また、先にお話しした、シミに対するレーザーも紫外線が強くない秋から冬がトラブルも少なく、やるのには最適な時期といえます。

ピーリングは通常2週間〜1ヶ月に1度のペースで行いますので、ピーリングの「ついで」にレーザーもやってもらう、というのもいいでしょう。

通うことが難しい、という方はクリニックで処方される「トレチノイン酸」のクリームを家で塗るという方法も。トレチノイン酸もレチノールの一種ですが、作用が高くその分より効果も期待できます。ただ、それでも少なくとも3ヶ月から半年は継続する必要があります。

にきびに悩んでいない方も、ピーリングは試す価値アリです。値段も手頃なので、美容皮膚科の施術はどれも値段が高くて躊躇しているという方でもお手軽に試すことができるのも魅力です。

これ以上深く刻まれたくない〝シワ〟に「ボトックス」

ボトックスは、美容皮膚科では昔から行われている施術です。移り変わりの激しい美容施術の中で、施術内容もずっと変わっていません。それはボトックスのターゲットが明確だからです。

ボトックスは、筋肉の収縮を抑える働きがあります。シワの中には、おでこ、眉間、目尻など、筋肉の過剰な収縮によってできるものがあります。そのようなシワにボトックスが威力を発揮します。

海外ドラマの『セックス・アンド・ザ・シティ』に登場する自由奔放なキャラクター・サマンサの「結婚は信じないけれどボトックスは裏切らない」という名セリフ（?）があるように、効いてほしいところにボトックスを注入すると必ず効果を実感することができます。

レーザーが近年、治療というよりもメンテナンスとして人気が高まっているお話をしましたが、ボトックスも同じです。

シワは溝が刻まれれば刻まれるほど深くなり、深くなってしまったときにボトックスを使っても完全にシワを取ることはできません。すでにシワが深くなってきている場合は、ボトックスだけでなくヒアルロン酸などを組み合わせる必要があります。

ですが、シワが薄い時点でボトックス治療をすることで、10年後のシワの深さが大きく異なってきます。ボトックスはいわば「老化を遅らせる」施術なのです。

そんなボトックスですが、気をつけていただきたいこともあります。まず、その効果は一時的だということ。個人差はありますが、半年前後で効果がなくなってきます。そのため、効果を持続させたい場合は定期的に通院しなくてはいけません。

また、ボトックスには「効きすぎる」ことによる副作用が起こる場合も。例えばおでこにボトックスを注入する場合、前頭筋という筋肉の収縮を抑えることでおでこのシワが改善されますが、ボトックスが眉毛を動かす皺眉筋《しゅうびきん》という筋肉にまで効いてしまうと眉毛がつり上がってしまったり、また眼を動かす眼輪筋《がんりんきん》という筋肉にまで効いてしまうと、今度は眼瞼下垂《がんけんかすい》といって上まぶたが重たくなり眼が開けにくくなってしまう場合もあります。

そのため、効き過ぎないように、特に初めての場合は攻めすぎずほどほどの量で効果を見る方がベターです。

とは言っても、実際はそのようなトラブルは少なく、手軽な施術で人気が高いです。シワの状態を一度ご自分で確認して、まだ薄いようでしたら手遅れにならないうちにボトックスも検討してみましょう。

ほうれい線だけではない！　顔全体の〝たるみ〟に「ヒアルロン酸」

ボトックスと並んで、美容皮膚科で人気の高い注入療法と言えば「ヒアルロン酸」です。

ヒアルロン酸はたるみによってできる目の下や頬などの凹みや、ほうれい線などのシワを充填する施術です。凹みに注入することで皮膚を押し上げてボリュームを出したり、溝を埋めてシワを目立たなくしたりする効果があります。

また、加齢に関係なく、例えば鼻に入れると鼻筋をすっと高く見せることができますし、顎に入れればEラインを整えて横顔を美しく見せることができます。若い方では眼の下にヒアルロン酸を入れて涙袋を強調させる施術も人気です。

そんなヒアルロン酸も、最近では凹みやシワに直接打つのではなく、より解剖学的な老化現象に沿った打ち方を行うクリニックも増えています。

それは、萎縮した骨や脂肪などのボリュームが減った分をヒアルロン酸で補うというものです。しぼんでしまったリンゴに水分を補ってハリをもたせると言うとイメージしやすいのではないでしょうか。

例えば、頬骨の上にヒアルロン酸を打つと、頬のたるんでしまった分が持ち上がり、たるみが改善してほうれい線が薄くなります。このようにヒアルロン酸を打つことで、たるみに対してより立体的なアプローチができるようになったのです。

よく、ヒアルロン酸で顔がパンパンになって不自然な芸能人などを見かけますが、新しい打ち方ではより自然に若々しい顔になることができます。

深いほうれい線がある場合は、追加でほうれい線に直接ヒアルロン酸を打つ場合もありますが、従来の打ち方よりも少ない量で済むため、いかにも「やりました」というパンパン顔にならず、より自然な仕上がりになります。

注意点としては、ヒアルロン酸も、ボトックスと同様その効果は一時的です。ヒアルロン酸の種類にもよりますが、半年から1年程度が目安です。

また、自然に仕上がる反面、もっと効果が高く持続するものを希望される方もいます。

そういう方には、フェイスリフトといって顔にとげ付きの糸を埋め込んで直接肌を持ち上げる施術が向いている場合もあります。

ですが、異物を入れる美容医療が初めての方には抵抗があると思います。そのような方には先ほどご紹介した高周波のレーザー治療やヒアルロン酸によるリフトアップがおすすめです。

これまでご紹介した美容施術はいずれも老化予防のための「メンテナンス」の意味合いもあります。

これまで、なんとなく美容皮膚科は自分には無縁と思っていた方にとっても、若々しい見た目を保つための1つの手段なので知っていて損はないですよね。

他の病気と一緒で大事なのは「予防」です。手遅れになる前に手を打ってみてはいかがでしょうか。

おわりに

「アンチエイジング」と言うと、化粧品やエステなど通常以上の高級なケアが必要、というイメージが強いかもしれません。しかし、実際は日常生活のちょっとした工夫でエイジングケアは可能です。

医学の発展に伴い、エイジングのメカニズムが次々と明らかになる一方で、その情報を巧みに操った怪しい「アンチエイジンググッズ」は世の中にたくさんあります。

特に現代の情報化社会では、正しい情報が伝わりにくくなってしまっています。どの情報が正しく、自分にとって必要なものかを見極めることが重要です。

本書では、医学的な知見に基づいた正しいエイジングケアを少しでも分かりやすくお伝えできればと思い、様々な角度からエイジングケアについて提唱しています。

そのすべてを行うことは難しいかもしれません。しかしそれを習慣づけできれば、あなたの10年後に大きな差が生まれるはずです。ぜひ、少しずつでも実践してみましょう。みなさんのハッピーエイジングに少しでも貢献できれば幸いです。

最後に、この本の執筆のヘアメイクにあたり茂田井あずささん、婦人科領域の知見にあたり重見大介先生、ＤＶＤ英訳にあたり安岡三南子さんにはひとかたならぬお世話になりました。この場を借りて感謝申し上げます。

彩図社　好評既刊本

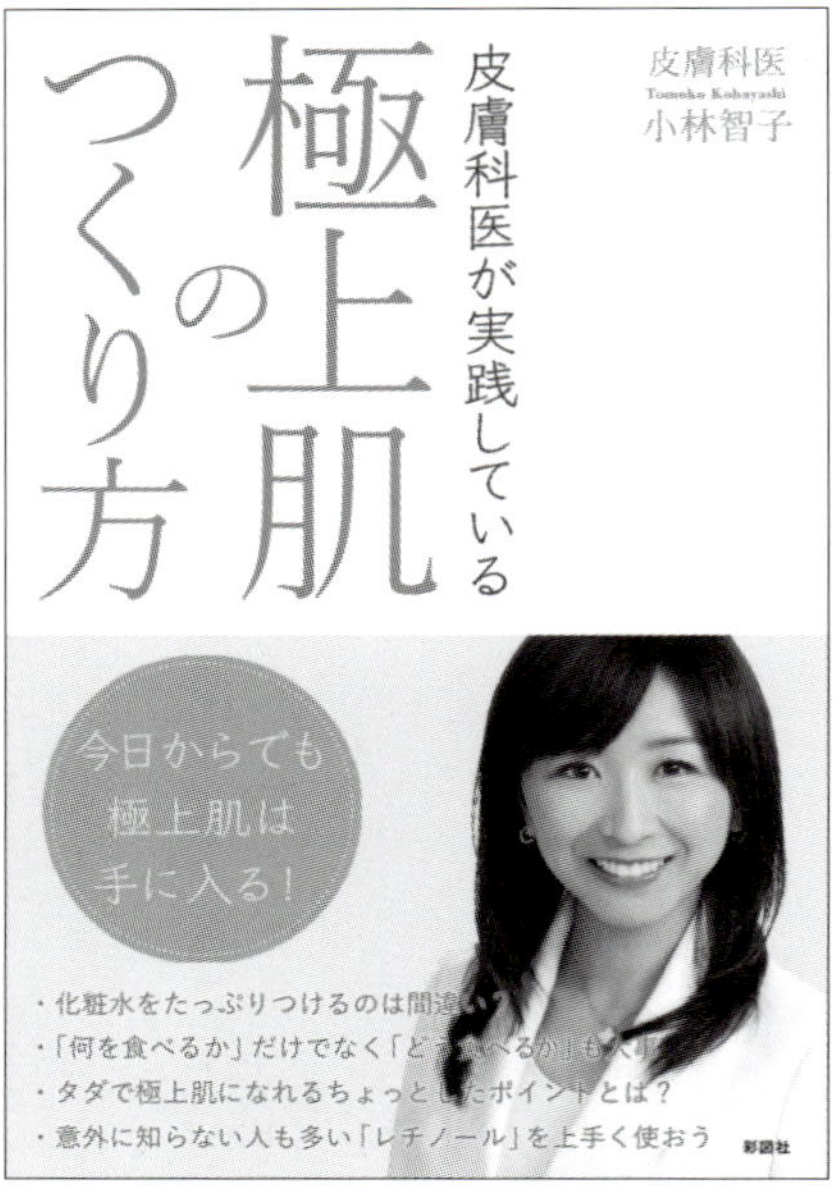

皮膚科医が実践している　極上肌のつくり方

小林智子

皮膚科理論を学び、極上の肌を手に入れた皮膚科医の著者による、正しい「スキンケア」「食事」「生活習慣」のススメ。皮膚科医だからこそ知っている、「美肌の正解」を惜しみなく紹介します。

ISBN978-4-8013-0204-4　C0077　本体 1200 円＋税

彩図社　好評既刊本

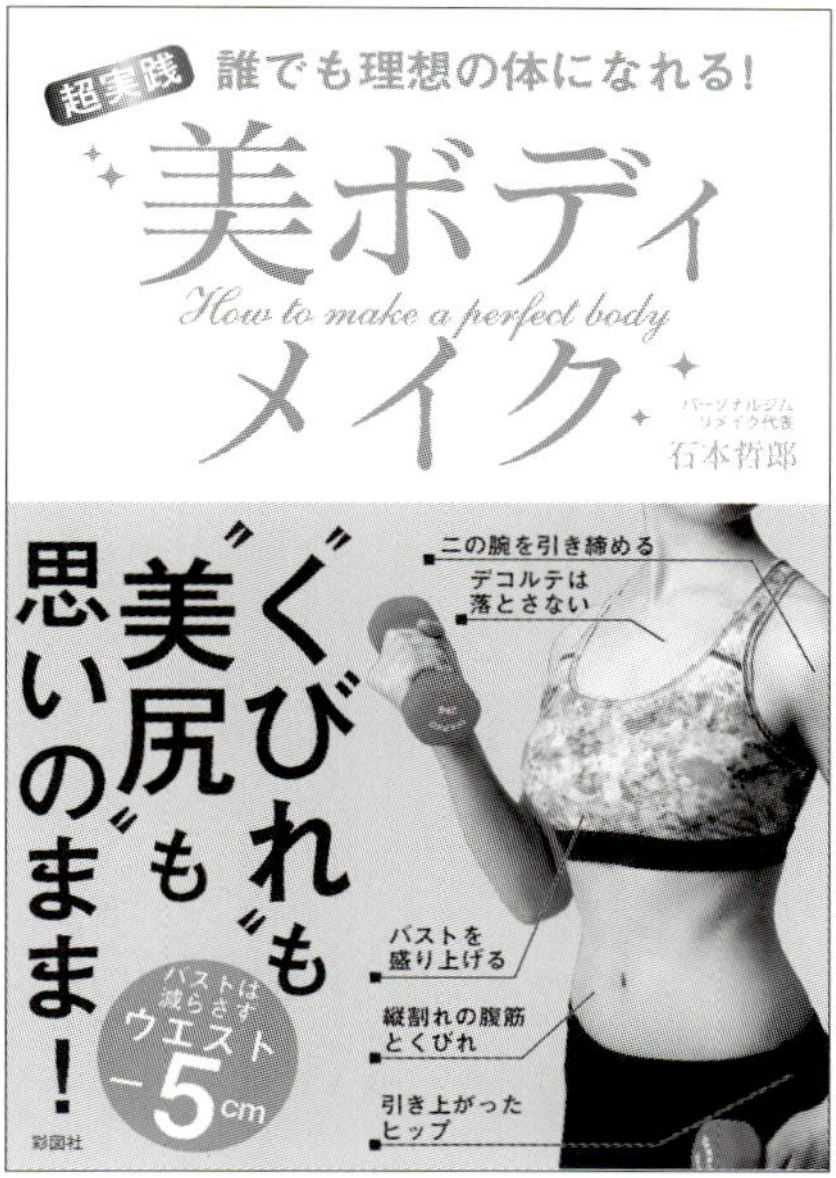

誰でも理想の体になれる！

超実践　美ボディメイク

石本哲郎

22回の増減と一般女性数百人の指導から究極のボディメイク法を確立！　本書通りに筋トレを行い、食事を見直せば、必ず「自分史上最高のあなた」になれます。スラッと華奢だけれど筋肉もある太らない体と、美肌をモノにしましょう。

ISBN978-4-8013-0263-1　C0077　本体1200円＋税

【著者略歴】

小林智子（こばやし・ともこ）

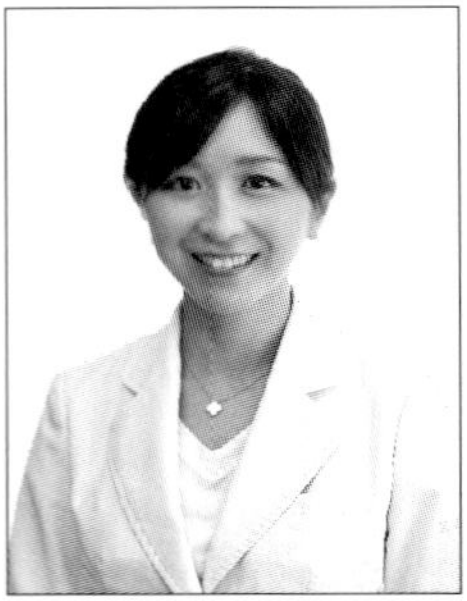

皮膚科専門医。医学博士。ドクターレシピ監修。
2010 年に日本医科大学卒業後、名古屋大学医学部皮膚科入局。同大学大学院皮膚病態学にてアトピー性皮膚炎について研究。
2015 年よりアメリカ Northwestern 大学で、ポストマスターフェローとしてアトピーなど小児皮膚科の臨床研究に従事。
食事と健康に関して、レシピや情報などを医学的な立場から発信する「ドクターレシピ」の監修を行う。
2018 年 4 月より同志社大学生命医科学アンチエイジングリサーチセンター共同研究員としてアンチエイジングの研究を行う。著書に『皮膚科医が実践している 極上肌のつくり方』（彩図社）がある。

＜所属＞
日本皮膚科学会、日本アレルギー学会、日本美容皮膚科学会、日本抗加齢医学会、米国レーザー学会
＜専門＞
一般皮膚科、アレルギー、抗加齢、美容皮膚科

【カバー・本文イラスト】梅脇かおり

皮膚科専門医が教える
40 代からはじめる正しい「美肌」レッスン

平成 30 年 10 月 23 日第一刷

著者　小林智子

発行人　山田有司

発行所　株式会社彩図社
〒 170-0005　東京都豊島区南大塚 3-24-4MT ビル
TEL：03-5985-8213　FAX：03-5985-8224

印刷所　シナノ印刷株式会社

URL：http://www.saiz.co.jp
Twitter：https://twitter.com/saiz_sha

© 2018. Tomoko Kobayashi Printed in Japan. ISBN978-4-8013-0330-0 C0077
落丁・乱丁本は小社宛にお送りください。送料小社負担にて、お取り替えいたします。
定価はカバーに表示してあります。
本書の無断複写は著作権上での例外を除き、禁じられています。